これでわかる！

診療情報管理士の実務Q&A

|第2版|

編集

日本診療情報管理士会

じほう

発刊にあたって

　本書の初版発刊は2014年で，それから5年が経過し，このたび出版社のご配慮で改訂版を発刊できる運びとなった。初版発刊時は，1974年に診療情報管理士がわが国に誕生してちょうど40年という節目の年であり，2016年のIFHIMAの国際大会開催を前にした，わが国の診療情報管理士の新しい時代到来を感じさせる頃であったと記憶している。

　ご存じの方も多いと思われるが，一般社団法人日本病院会が診療情報管理士の実務者調査を3年に一度行っており（本年は調査年），毎回，診療情報管理士業務や置かれた環境は，時に激しく，時に緩やかにしかし確実に変化を遂げていることが報告されている。この40年というインターバルでみると，途中，診療録管理は診療情報管理と名称を変え，それに併せて業務内容も大きく変容を遂げたのが大きな出来事であった。

　もっとも，この動きは本文中（コラム）でも述べるが，ここ数年，10年という話ではなく，30年，40年，もしくはもっと前からの話である。コラムに記しているが，当時の医療行政を担う厚生省の幹部が自ら診療情報の大切さと不十分さを述べた事実は，今，考えても大変重たいことであったと考えている。実際，それから改善したところもあれば，本質的な改善が困難なこともあり，AIが進歩しようがロボットが活躍しようがすべての医療機関で診療情報管理士という人間の出る幕がない時代の到来はずっと先のことだと考えている。もしそのような時代の到来があっても，診療情報管理士自身が変化し，環境も業務も形を変えているに違いないと思っている。もっとも，40年前の課題と今の課題，そして未来の課題は大きな診療情報管理というくくりの中で，その大きさも方向性も異なると思うが，深さというか，本質はそれほど変わらないのではあるまいか。

　さて，診療情報管理士が急増し，むしろブレークしたという方が適切なほど，診療情報管理の重要性が謳われだしたのは概ね21世紀になってから。端的に言って，市民権を得たのは，DPCの導入や個人情報保護への対応（そしてカルテ開示），がん登録の法制化，DPC影響調査データやNDB等を用いたデータ分析への期待等，まさに診療情報管理が一部門やクリニカルコーダーという個人の業務の範疇にとどまらない時代になったからである。活発な病院の診療情報管理部門は，かつて揶揄された，非採算な部門というイメージはすでに過去のもので，それどころか欠くべからざる組織となっている。病院運営や経営に関与することはもちろん，医療機関のアキレス腱とも考えられる医療安全や医療コンフリクトマネジメントに積極的に関わる診療情報管理士も現れている。

　このように，専門化，先鋭化する一方で，前述したように，多くの課題を抱えてあえいでいる診療情報管理士も多いのではないだろうか。特に，診療情報管理士のブレークからそれなりの時間は経過しているが，爆発的な増加であった故に，経験を主とした知識やスキルの世代間の移転は十分になされていないのではないか。さらに少数職場も多く，経験豊かな実務的な指導者（上司）も多くはいないのではないか。これらのことから辛い思いをしている初心者，若手診療情報管理士も多いのではないか。そのような診療情報管理士を支援するこ

とは，職能団体たる日本診療情報管理士会として大変重要なミッションであると考えている。この状況を踏まえて，本会では，メーリングリストを通じた情報交換や地域ミーティング等での診療情報管理士へのサポートに注力してきた。その総括としての本書の目的は，実務者にとっては業務の座右の参考書として，教育現場（の指導者）には参考書として活用されることである。本書がその目的を達成できたなら，執筆者一同，大変に幸せである。

2019年7月

日本診療情報管理士会
会長　阿南　誠

編集	日本診療情報管理士会	
執筆	阿南　誠	川崎医療福祉大学医療福祉マネジメント学部医療情報学科
	荒井 康夫	北里大学病院医療支援部診療情報管理室
	稲垣 時子	国立がん研究センター東病院クオリティマネジメント室
	上田 郁奈代	国立循環器病研究センター医療情報部診療情報管理室
	上田 京子	仙台医療秘書福祉専門学校
	鵜飼 伸好	名古屋記念病院事務部医療情報課
	柏倉 夏枝	山形市立病院済生館医療情報管理室
	佐々木 美幸	箕面市立病院診療情報管理室
	下戸　稔	大分赤十字病院医療業務支援課
	須貝 和則	国立国際医療研究センター病院財務経理部医事管理課
	高橋　文	北海道情報大学医療情報学部医療情報学科
	橋本 昌浩	京都橘大学現代ビジネス学部経営学科
	栁原　巧	藤枝市立総合病院医療情報室
	山本 康弘	国際医療福祉大学医療福祉学部医療福祉・マネジメント学科

目次

第1章　診療記録の記載，管理方法，法的規定

Q001～006，008，010　佐々木，Q007，009，012　須貝，
Q011，013～018　阿南

Q001 診療録に記載すべき内容 ………………………………………………… 2

Q002 退院時要約の記載の必要性 ……………………………………………… 4

Q003 院内で保管していた診療記録の院外保管 ……………………………… 5

Q004 診療録の保存期間 ………………………………………………………… 8

Q005 クリニカルパスは診療録や看護記録の代替となるか ………………… 9

Q006 診療録，診療記録，診療情報などの意味や定義 …………………… 11

Q007 手術記録の記載項目 …………………………………………………… 12

Q008 同意書の効力とその必要性と記載すべき内容 ……………………… 13

Q009 同意書（契約書）の原本と写し（コピー）の関係 ………………… 14

Q010 療養担当規則に定める様式第1号の診療録 ………………………… 15

Q011 裁判所からの送付嘱託への対応 ……………………………………… 17

Q012 弁護士会，裁判所送付嘱託等からの開示請求金額 ………………… 20

Q013 看護記録に記すべき内容 ……………………………………………… 20

Q014 処方せんの法的な根拠 ………………………………………………… 24

Q015 どのような記載が「改ざん」と言われるのか ……………………… 27

Q016 厚生労働省の指導時における診療録記載に関する指摘 …………… 31

Q017 診療記録とレセプトとの関係 ………………………………………… 34

Q018 無診療投薬だと評価されないための診療録の記載 ………………… 36

目次

第2章　診療情報提供，診療記録開示，個人情報保護

Q019　橋本，Q020, 021, 023 〜 034　橋本・上田京子，Q022　須貝

Q019 退職した医師のカルテ閲覧 ·· 40

Q020 他院用画像の個人情報の取り扱い（CD/DVD の取り扱い） ············· 41

Q021 捜査関係事項照会書 ·· 43

Q022 捜査関係事項照会書の保管 ·· 45

Q023 顧問弁護士のカルテ開示 ·· 45

Q024 カルテ開示手数料 ·· 47

Q025 カルテ開示申請 ·· 48

Q026 個人情報の第三者提供 ·· 50

Q027 電子カルテの設置場所 ·· 54

Q028 実習受け入れ時の対応 ·· 55

Q029 病診連携による個人情報の取り扱い ······································ 57

Q030 民間保険会社からの照会時の同意書の有効性 ······························ 58

Q031 ホームページ・病院機関誌に職員・患者の写真掲載 ························ 59

Q032 個人情報保護事業者としての義務を果たすための取り組み体制 ········· 60

Q033 個人情報の提供に一部同意しない患者への対応 ···························· 62

Q034 院内の清掃業者・給食業者・検査関係業者の
個人情報への取り扱い ·· 62

コラム1 温故知新 ··· ★64

第3章　ICD，処置手術，その他コーディング

Q035, 036　上田郁奈代，Q037 〜 041　柏倉，Q042, 047 〜 049　稲垣，
Q043 〜 046　栁原

Q035 ICD-10 コーディングに必要な知識と診療記録の読み方 ··················· 66

Q036 符号と記号 ·· 71

Q 037	コーディングと疾病統計	73
Q 038	医療機関におけるICD-10コードの利活用	75
Q 039	病名と病態のコーディング	76
Q 040	「.9 詳細不明」コードの扱い	76
Q 041	外因コードの活用	78
Q 042	糖尿病および糖尿病合併症コーディング	78
Q 043	脳梗塞のコーディング	81
Q 044	多発損傷のコーディング	83
Q 045	外傷性と非外傷性での異なるコードの取り扱い	84
Q 046	原死因のコーディングルール	85
Q 047	ICD-9-CMのコーディングと問題点	90
Q 048	ICD-9-CMと診療報酬点数表のKコード	91
Q 049	診療情報管理士が行う登録	92
コラム2	AIは医療にどのように貢献するのか？	★94

第4章 DPC

Q 050 〜 052 橋本，**Q** 053 〜 055 鵜飼，**Q** 056 〜 058 上田京子，
Q 059, 060 上田郁奈代，**Q** 061 〜 063 須貝

Q 050	DPCにおける各種係数	96
Q 051	機能評価係数Ⅱの設定	97
Q 052	医療機関群の設定	98
Q 053	DPC調査（データ提出）の概要と院内体制	100
Q 054	DPC調査（データ提出）の注意すべきポイント	105
Q 055	DPC調査（データ提出）のQ&A	108
Q 056	コーディングの精度管理	109
Q 057	原疾患と医療資源病名	112

目次

Q058 医療資源病名の「.9」（部位不明・詳細不明コード）と
未コード化傷病名の使用割合 ………………………………………………… 114

Q059 DPC委員会 …………………………………………………………………………… 116

Q060 役に立つDPC分析の視点と実際 ……………………………………………… 118

Q061 DPCと施設基準 …………………………………………………………………… 119

Q062 DPC/PDPSと診療報酬請求（算定上の疑義）……………………………… 120

Q063 DPCと審査 …………………………………………………………………………… 121

第5章　がん登録

Q064, 068, 072　下戸，**Q**065, 066　栁原，**Q**067　稲垣，
Q069 〜 071　柏倉

Q064 がん登録の種類 …………………………………………………………………… 124

Q065 院内がん登録を始めるために必要なこと …………………………………… 125

Q066 がん登録で使用する用語 ………………………………………………………… 127

Q067 がん登録で使用する分類 ………………………………………………………… 128

Q068 院内がん登録の対象と見つけ出し …………………………………………… 129

Q069 がん登録と個人情報保護 ………………………………………………………… 131

Q070 がん患者の生存確認調査（予後調査）………………………………………… 132

Q071 生存率 ………………………………………………………………………………… 133

Q072 がん登録データの集計 …………………………………………………………… 134

コラム3 グローバル化とは？ ………………………………………………………… ★136

第6章　疾病統計，医療統計，臨床指標

Q073 〜 075　高橋，**Q**076 〜 079　下戸，**Q**080　須貝，
Q081 〜 084　山本，**Q**085 〜 088　荒井

Q073 ICD-10コーディングによる疾病統計 ……………………………………… 138

Q 074 病院運営に活用できる疾病統計のあり方 ⋯⋯⋯⋯⋯⋯⋯ 142

Q 075 診療情報管理士が作成する疾病統計の留意点 ⋯⋯⋯⋯ 143

Q 076 死亡診断書と疾病統計 ⋯⋯⋯⋯⋯⋯⋯⋯⋯⋯⋯⋯⋯⋯⋯ 144

Q 077 DPC 病院における疾病統計の活用 ⋯⋯⋯⋯⋯⋯⋯⋯⋯ 146

Q 078 厚生労働省による統計調査 ⋯⋯⋯⋯⋯⋯⋯⋯⋯⋯⋯⋯⋯ 149

Q 079 病院における経営管理指標 ⋯⋯⋯⋯⋯⋯⋯⋯⋯⋯⋯⋯⋯ 150

Q 080 病床利用率と病床稼働率の違い ⋯⋯⋯⋯⋯⋯⋯⋯⋯⋯⋯ 152

Q 081 患者数と診療点数 ⋯⋯⋯⋯⋯⋯⋯⋯⋯⋯⋯⋯⋯⋯⋯⋯⋯ 153

Q 082 在院日数を活用した3つの統計資料 ⋯⋯⋯⋯⋯⋯⋯⋯⋯ 155

Q 083 有意差検定を活用した統計分析 ⋯⋯⋯⋯⋯⋯⋯⋯⋯⋯⋯ 157

Q 084 臨床評価指標とは ⋯⋯⋯⋯⋯⋯⋯⋯⋯⋯⋯⋯⋯⋯⋯⋯⋯ 158

Q 085 わが国における臨床評価指標 ⋯⋯⋯⋯⋯⋯⋯⋯⋯⋯⋯⋯ 160

Q 086 第三者評価としての取り組み ⋯⋯⋯⋯⋯⋯⋯⋯⋯⋯⋯⋯ 161

Q 087 病院における臨床評価指標の作成と活用 ⋯⋯⋯⋯⋯⋯⋯ 161

Q 088 診療情報管理士と臨床評価指標 ⋯⋯⋯⋯⋯⋯⋯⋯⋯⋯⋯ 162

コラム4 きれいなデータ？　汚いデータ？ ⋯⋯⋯⋯⋯⋯⋯⋯⋯ ★164

第7章　電子カルテ，病院情報システム

Q 089 ～ 093，095，096　荒井，**Q** 094，097，098　山本
Q 099 ～ 102　高橋

Q 089 電子カルテにおける療養担当規則規定の様式 ⋯⋯⋯⋯⋯ 166

Q 090 電子カルテで扱う文書等のe文書法対応 ⋯⋯⋯⋯⋯⋯⋯ 167

Q 091 電子カルテの記事や書類の作成責任 ⋯⋯⋯⋯⋯⋯⋯⋯⋯ 168

Q 092 電子カルテのスキャン文書の作成と保存 ⋯⋯⋯⋯⋯⋯⋯ 168

Q 093 電子カルテにおける利用者権限 ⋯⋯⋯⋯⋯⋯⋯⋯⋯⋯⋯ 170

Q 094 電子カルテの代行入力 ⋯⋯⋯⋯⋯⋯⋯⋯⋯⋯⋯⋯⋯⋯⋯ 171

Q 095 電子カルテの記録点検 ⋯⋯⋯⋯⋯⋯⋯⋯⋯⋯⋯⋯⋯⋯⋯ 172

Q 096 電子カルテによるカルテ開示 ·· 173

Q 097 電子カルテの情報活用の目的，方法，そのための準備 ············· 174

Q 098 電子カルテの障害発生時に向けた診療情報管理士の対応 ········· 176

Q 099 退職予定の医師が電子カルテの閲覧を希望する場合 ··············· 177

Q 100 電子カルテと紙カルテの併用 ·· 177

Q 101 電子カルテの文字色 ·· 178

Q 102 他施設からの画像メディアの取り扱いについて ······················ 179

第8章　診療報酬請求，医事業務等

Q 103, 107　上田郁奈代，**Q** 104, 106, 108, 109　鵜飼
Q 105, 110 ～ 112　須貝

Q 103 入院診療計画書の記載 ·· 182

Q 104 初診に係る特別の料金の徴収 ·· 183

Q 105 CPAで救急搬送され死亡した患者の死亡診断書・死体検案書 ········· 186

Q 106 レセプト点検 ·· 187

Q 107 医師事務作業補助者の直接支援 ·· 189

Q 108 いわゆるレセプト病名の整理 ·· 191

Q 109 指導管理料の記載 ·· 194

Q 110 警察から依頼のあった死亡診断書発行 ··································· 196

Q 111 医師が決定した病名の電子カルテへの代行入力 ······················ 197

Q 112 医療機関での逆紹介率の計算式 ·· 199

コラム5 診療情報の本質と診療情報管理士の存在意義 ······················ ★200

索引 ·· 201

本書の読み方，活用の仕方

1. 日本診療情報管理士会の運営するメーリングリストで，比較的頻回に出現する質問等を念頭に，各執筆者が書き下ろしたものである。

2. Q&A形式であるので，すべて，質問，回答もしくは解説，必要に応じて参考資料の紹介，という記載方法をとっている。

3. 各回答は，初心者でも理解ができるように配慮しているが，DPCや診療報酬制度，電子カルテなど比較的専門性の高い分野の話題については，最低限の知識を持っていることを前提にしているので，もし理解が困難であれば，他の診療情報関連の参考書等も併せて確認されたい。

4. 医療の世界に限らず，法律の改定や時代の変化によって，種々の業務にかかる判断や対応は流動的である。特に医療分野では，関連する法律の改定は，診療報酬改定や医療法等の改定を見ても，頻繁かつ激変も通常であり，本書で述べていることがいつまで，どこまで通用し参考になるのか，それは保証できない。したがって，本書の刊行後，その記載内容が現状とそぐわない事態となる可能性があることをご理解いただきたい。

5. 本書で示した業務に関するアドバイスがどのような業務に対しても役立つことを保証するものではないし，逆に，アドバイスを実務に取り入れた結果，読者もしくは第三者に何らかの損害が発生したとしても，本会および執筆者，出版会社は一切の責任を負わないのでご了承いただきたい。

6. 本文中，法律やガイドライン等について，正式な名称は著しく長いものについて，一般的な名称（略称）を用いている箇所がある。
   【例】
   ・医薬品，医療機器等の品質，有効性及び安全性の確保等に関する法律→医薬品医療機器等法
   ・保険医療機関及び保険医療養担当規則 → 療養担当規則，療担規則
   ・個人情報の保護に関する法律 → 個人情報保護法
   ・Diagnosis Procedure Combination/Per-Diem Payment System→DPC/PDPS

第 1 章

診療記録の記載, 管理方法, 法的規定

診療録に記載すべき内容

当院では電子カルテです。医師の記載内容について診療情報管理士が監査を始めました。手始めに入院時の記載について，主訴・現病歴等が記載されているか否かを監査しています。監査を始めてみますと，初回入院の患者や急患の患者であれば主訴・現病歴の記載はありますが，予定入院の場合には主訴・現病歴は初回の受診時に記載されているため，入院時には記載されていないものが多く見られました。やはり入院時に再度記載した方がよいとは思いますが，1度外来で記載しているので重複して記載する必要がないのではないかという意見が出ています。入院の都度，記載することが望ましいと思いますが，いかがでしょうか。また，今後，監査の項目を増やしていこうと考えていますので，診療録に記載すべき内容についても教えてください。

A 診療録への記載の必要性については，医師法第24条や保険医療機関及び保険医療養担当規則第8条，第22条などに規定されていますが，入院，外来を区別するという概念はありませんので，記録の齟齬が発生しないためにも重複記載はしないという考え方も，初回受診が最近で主訴・現病歴に変化がなく，またすぐに探せるなら問題はないと思います。しかし，初回から入院までの期間が空いていて変化がある場合は，改めて主訴・現病歴を入院時にまとめる必要があります。また，変化がなくても一目で探せない場合は，改めて入院時に記載する意義はあります。電子カルテシステムの仕様はベンダーに依存する部分がありますので，貴院のシステムや運用で主訴・現病歴が速やかにわかるかどうかも重要な判断基準になると思います。

また，診療録の必要事項については，医師法施行規則第23条において以下のように示されています。

①診療を受けた者の住所，氏名，性別及び年齢
②病名及び主要症状
③治療方法（処方及び処置）
④診療の年月日

具体的な記載事項としては，日本診療情報管理学会において「診療情報の記載指針（2017年3月）」が作成されており，「4　診療録の構成と記録すべき事項」にまとめられていますので参考になるでしょう。

第1章 診療記録の記載，管理方法，法的規定

　また，診断などに必要な重要所見や行った処置などはすべて記載するということも大切です。判例では，診療記録に記載がなければ，その医療行為や診察がなされていなかったものと推定されています。そして，診療記録に記載されている事項は，改ざんが疑われない限り，記載されていた事項が実際に存在したと認められています。そのため，診療録に記載のない事項は裁判において認定されないことを考えると，後で思い出した重要事項を追記することも必要です。

　ただし，後日改ざんが疑われるような記載の仕方は避けるべきです。電子カルテでは更新履歴が確実に保存でき，表示できることが「医療情報システムの安全管理に関するガイドライン第5版（2017年5月）」の「7　電子保存の要求事項について」に記載されており，当然の要件ですが，特に重要な修正や追記では修正日や修正理由なども明記しておくといいでしょう。

　保険診療の観点からは，診療録は診療経過の記録であると同時に，診療報酬請求の根拠でもあるため，診療事実に基づいて必要事項を適切に記載していないと，不正請求を疑われる恐れがあります。留意点として，診療の都度，診療の経過を記載すること（必然的に，外来患者であれば受診の都度，入院患者であれば原則として毎日，診療録の記載が求められています），また，診療報酬請求の算定要件として，診療録に記載すべき事項が定められている項目については，求められている必要事項に沿った記載をすることが必要です。

　特に重要な点について記載方法を定め，院内研修などで周知したうえで監査を行うとよいでしょう。

医師法

第24条　医師は，診療をしたときは，遅滞なく診療に関する事項を診療録に記載しなければならない。

2　前項の診療録であつて，病院又は診療所に勤務する医師のした診療に関するものは，その病院又は診療所の管理者において，その他の診療に関するものは，その医師において，5年間これを保存しなければならない。

保険医療機関及び保険医療養担当規則

第8条　保険医療機関は，第22条の規定による診療録に療養の給付の担当に関し必要な事項を記載し，これを他の診療録と区別して整備しなければならない。

第22条　保険医は，患者の診療を行つた場合には，遅滞なく，様式第1号又は

これに準ずる様式の診療録に，当該診療に関し必要な事項を記載しなければならない。

Q 002 退院時要約の記載の必要性

当院は，地域医療支援病院です。DPC対象病院として診療録管理体制加算の算定が求められているため，退院時要約の退院患者全件作成については，督促を行いながら作成を推進していますが，記載内容についてもより適切な記載を促進したいと検討しています。というのも退院時要約の記載内容にも診療科によりばらつきが見られ，入院中の経過についての記載が乏しい診療科も見られるからです。そこで，まず研修医のオリエンテーションで退院時要約の記載について説明しようと思います。どのような内容で説明するとよいでしょうか。

　　　退院時要約の作成については，医療法施行規則第21条の5において地域医療支援病院，同じく第22条の3において特定機能病院での作成が法的に規定されています。

それ以外には，診療報酬請求の臨床研修病院入院診療加算，DPC対象病院の施設基準においても診療録管理体制加算の届け出が求められていますから作成義務が明確になっています。

退院時要約については標準化の検討がされており，その内容や項目を踏まえた意義や必要事項の説明が必要です。

退院時要約等の診療記録に関する3学会標準化推進合同委員会（POS医療学会・診療情報管理学会・医療情報学会）で標準化について検討されており，退院時要約についての定義は「患者の入院期間の状態を他の医療者に簡潔に伝えるために，必要な患者情報をまとめたもの」とされています。また，当該診療にあたった医療従事者の覚え書きや専門医の特定の医療を詳細に難解ないし限定利用的な略語で満たしたメモではなく，次の医療者，ケアプロバイダーに向けてのわかりやすく簡潔な情報伝達とも記載されています。

医療情報交換のための標準規約であるHL7では，「退院時サマリーを標準化・規格化することは，一義的には上記の医療ケアの連携において，必要な情

第1章 診療記録の記載，管理方法，法的規定

報を漏らさずにわかりやすく伝達継承するために重要であるが，さらに以下
・医療-法的な側面（医療・ケア機関の competency のチェック）
・医療・ケアの質管理（quality management）
・臨床研究および疫学調査のためのデータ集積源
・保健教育や健康増進事業におけるデータ提供源
の2次利用に資する点でも意義深い」とされています。
　また，本文の具体的な記載項目については，

　　　　退院時診断【必須】
　　　　アレルギー・不適応反応【必須】
　　　　主訴・入院理由【必須】
　　　　入院前経過【一部必須】
　　　　　- 現病歴【必須】
　　　　　- 既往歴【オプション】
　　　　　- 常用薬【オプション】
　　　　　- 社会歴【オプション】
　　　　　- 身体所見【オプション】
　　　　　- 家族歴【オプション】
　　　　入院経過【必須】
　　　　退院時の状態【必須】
　　　　退院時投薬指示【必須】
　　　　退院時方針(退院時指示)【必須】

とされています。
　また医師が各学会の認定医や専門医の資格を取得する際に，担当した症例についての退院時要約の作成も必要となりますので各診療科において必要とされる項目も抑える必要があります。
　いずれの場合でも患者属性，入院期間，主治医，記載者，指導医等の基本項目を含めてA4判1枚程度に収まる簡潔なまとめとすることも重要です。

院内で保管していた診療記録の院外保管

　当院は，紙媒体の診療録を原本として運用しています。放射線画像もフィルムの状態で保管し，心電図や脳波などの波形検査結果も紙媒体で保管して

います。開院後10年が経過し，院内での保管場所が狭くなってきました。そのため，今後の保管方法について検討するよう経営層から求められています。最近では，紙媒体の文書やフィルムをスキャナーやデジタイザーで電子化して保存されている例もあるようです。紙媒体文書のスキャンを専門業者に依頼する方法もありますが，経費面が心配です。紙媒体の閲覧性の良さは電子媒体で保存するよりも優位性があると思っています。診療記録は，医療機関内で保管しなければならないものと思っていましたが，院外での保管も正式に認められたと知りました。院外で保管する場合の留意点などを教えていただけないでしょうか。

A 外部保存を認める記録については，「『診療録等の保存を行う場所について』の一部改正について」（2013年3月25日付医政発0325第15号・薬食発0325第9号・保発0325第5号厚生労働省医政局長・医薬食品局長・保険局長連名通知）において定められています。

第1　外部保存を認める記録等
1　医師法第24条に規定されている診療録
2　歯科医師法第23条に規定されている診療録
3　保健師助産師看護師法（昭和23年法律第203号）第42条に規定されている
　助産録
　（以下省略）

そして，診療録等の外部保存を行う際の要求事項として，紙媒体については以下のように示されています。

第2　診療録等の外部保存を行う際の基準（抜粋）
2　紙媒体のままで外部保存を行う場合
（1）　第1に掲げる記録が診療の用に供するものであることにかんがみ，必要に
　　応じて直ちに利用できる体制を確保しておくこと。
（2）　個人情報保護法等を遵守する等により，患者のプライバシー保護に十分留
　　意し，個人情報の保護が担保されること。

（3） 外部保存は，診療録等の保存の義務を有する病院，診療所等の責任において行うこと。また，事故等が発生した場合における責任の所在を明確にしておくこと。

　診療録の外部保存についての要求事項の解説や要求事項を満たすために実施すべき事項については，「医療情報システムの安全管理に関するガイドライン」に示されていますので，「紙媒体のままで外部保存を行う場合」（第5版では付則2にまとめられている）を参照し，運用を検討することが必要です。

　最初に求められているものは「必要に応じて直ちに利用できる体制を確保する」ことです。外部保存を委託する場合，委託先の搬送体制にも依存しますが，1日2回定時の搬送回収があり，緊急で必要になった場合は，依頼指定から一定の時間内に搬送してもらうという契約もあります。当然，緊急での搬送を依頼した場合は，搬送金額が高額になります。緊急で必要となる場合は，診療で使用するほか，裁判所からの証拠保全などです。

　外部保存を行う際は，診療記録の所在を管理する体制を構築することが重要になります。現在この患者の診療録は，院内にあるのか，外部保存の状態なのか，搬送依頼を行っている状態のものなのか，外部から取り寄せて院内で使用されている状態のものなのかなど適時，所在を把握できる体制が必要となります。個人情報の保護という観点から，入院診療録については，フォルダに封印をし，封印日を記して委託業者に預けることも行われています。

　委託する診療記録がどのような状態で保管されるか，あらかじめ委託先の施設を視察することも大切です。紙媒体やフィルムの診療記録が長期にわたり劣化せず適切な状態で保管されるのか，紛失，窃盗などセキュリティが確保されているかの確認が必要です。

　また，万が一事故などが発生した場合に，患者に対する責任は事後責任となり，説明責任は医療機関側が負うことになります。ただし，適切に善後策を講ずる責任を果たし，あらかじめ外部保存を受託する機関および搬送業者との間で責任分界点を明確にしておけば，契約等に定められた責任を受託する業者等も負うことになります。

Q 004 診療録の保存期間

　診療録の保存期間について教えてください。診療録については，医師法第24条，保険医療機関及び保険医療養担当規則第9条で5年間，療担規則に関する帳簿および書類，その他の検査所見記録，エックス線照射録などは，療担規則第9条により完結の日から3年間となっています。

　当院は，診療情報管理規定において，診療録の保存期間は完結の日から10年間としています。エックス線フィルムは，放射線科における管理として5年間，超音波検査，心電図などは検査室における管理として10年間保存としています。しかし，今回保管場所がないことから関連部署での保存期間について検討を行っていたところ，実施日からの経過年数によって5年間，もしくは10年間保存としていることがわかりました。そこで，院内で保存期間の基準を統一するべきとの意見が出ております。実施日を基準にしてしまうと，診療が継続しているにもかかわらず廃棄してしまうケースが出て，療担規則第9条違反になることが問題となると思います。連携システムがないため，他部署で診療の完結日を把握するのは困難な状況です。ただ診療情報管理室として規定を明確にしていくべきと考えています。皆さんの病院ではどのように管理されているかお聞かせください。また診療記録の保存期間について，規程ではどのように定められているのでしょうか。

A　医師法や医療法施行規則においてそれぞれ保存期間は明示されていますが，「いつから」が明確になっていないため，「実施日」からと考えてしまう場合があるかもしれませんが，起算時は，その患者に対する一連の診察が終了した日と解釈されています。しかし，療担規則においては，「完結の日から」と明示されていて，保険診療を行う医療機関としては，この療担に準じて診療録を保存しなければなりません。

　そのため，エックス線フィルムや心電図検査などを廃棄する場合は，「完結の日から」の期間を考慮しなければなりません。実施日を起点にしてしまうと，診療が継続されているにもかかわらず，古い日付のフィルムや検査結果が廃棄されてしまったということも起こりますので注意が必要です。ただ，この「完結の日」について明確な規定はありません。何年も診療はしていないけれども，診断書を取りに来たなどの理由により来院する場合があります。「完結の日」を

その記録を使わなくなった日と考えますと，このような場合は，「診察は5年以上受けていないけれど，3年前に診断書を取りに来た」ということを指摘されるかもしれません。診断書を発行した日を医事システムなどに登録し，最終来院日とすることも考慮が必要となる可能性があります。

部門連携システムで共通の「完結の日」を持つことができない場合には，各部門システムで管理している患者データと「完結の日」の突合作業は必要になります。自動化できない部分は，データの加工，抽出の作業が自前で発生するかもしれませんが，療養担当規則を遵守するためには必要な作業です。

診療録，診療記録の廃棄については，保存期間をどの程度に設定するかは，難しい問題かもしれません。医療事故民事責任の法的根拠として，民法第415条と第709条があり，第415条に基づく場合の時効は10年，第709条に基づく場合は，不法行為時から20年としています。また，薬事法第68条の9第3項で定められた特定生物由来製品の使用の記録は，厚生労働省医薬局長通知（医薬発第0515012号）において，使用日から起算して少なくとも20年間は保存しなければならないこと。記録の保存を電子的に行う場合には，記録を改ざんできない状態で，かつ，常に書面での記録の確認ができる状態であることが確保されている必要があること，とされています。さらに肝炎ウイルス関連の特別措置法の改正により給付金の請求期限が，B型肝炎では2022年1月12日，C型肝炎では2023年1月16日まで延長され，これに伴い厚生労働省からカルテ保存の継続協力依頼が出ています。再延長される可能性もあり，記録の破棄については慎重な対応が必要です。

Q 005 クリニカルパスは診療録や看護記録の代替となるか

当院は，紙カルテとオーダリングシステムにて運用しています。白内障手術のクリニカルパス（クリティカルパス）で，医療者用と患者用があり，医療者用に患者から同意の署名をいただいていますが，医療者用のパス用紙に同意の署名は必要でしょうか。また，入院中の検査や注射などの医師指示に関する内容と看護の計画が一覧表となっていますが，パスの達成目標に沿って患者の状態が経過した場合は，医師や看護師の記載を要しないとしています。退院後の診療記録を見ると，入院中の経過が診療録や看護記録に記載のない場合があります。パスの使用は，診療録や看護記録の記載に代わるもの

となるのでしょうか。

A 　クリニカルパスを詳細な入院診療計画書として使用し，患者からの署名を得る場合がありますが，入院診療計画書として使用しているのであればこの基準を満たすことが求められるため確認が必要です。入院診療計画書では，「病名，症状，治療計画，検査内容及び日程，手術内容及び日程，推定される入院期間」について説明を行うと定められており，これらの項目が設けられていることが必須であり，入院診療計画書の参考様式で示されている項目は網羅する必要があります。共同指導などでは関係職種，最近では最低でも医師，看護師，薬剤師，管理栄養士が共同で作成しているか，画一的な内容になっていないか，また7日以内に説明がされているかなどが厳しく指摘されます。作成・説明した医療者や説明を受けた患者等の署名が必要となります。

　患者用パスと医療者用パスがあり，医療者用に同意の署名をされているとのことですが，患者への説明は患者用でされるのではないでしょうか。説明した内容を理解して署名していただくものですので，紙であれば複写用紙で，電子カルテでは患者用を2部用意して双方とも医療職，患者側とも署名し，1部ずつ同じものを保存するのが一般的です。

　クリニカルパスの種類には，オーバービュー式，日めくり式，オールイン式，ユニット式，連携式などがあります。クリニカルパスの使用により医療の標準化による質向上を図ることができるとされていますが，記録の簡素化や簡略化が優先されて議論されることもあるため，クリニカルパスの種類，運用により診療記録として適切かという妥当性を判断するには注意が必要です。診療録は，保険診療の観点から見ると，入院であれば毎日記載されることが求められていますし，医学管理料などを算定する場合は，算定の根拠として必要な記載を診療録に記録することが求められています。また，判例によると診療記録に記載がなければ，患者への診察や説明がなされなかったものと推定されていることから，クリニカルパスが診療録として妥当であるかの確認が必要です。

　パスのチェックなどで経過記録が作成できる場合であっても，診療録は画一的でなく，個別の患者の状態を判断し記録する必要がありますので，自由記載を含めて適切な記録が作成できる仕組みが必要です。

　看護記録については，明確な法的規定はありませんが，入院基本料に係る看護記録に示されている経過記録，看護計画に関する記録がなされることが求められるため，これらがクリニカルパスに備わっていることが必要となります。

第1章 診療記録の記載,管理方法,法的規定

 診療録,診療記録,診療情報などの意味や定義

　普段,医事課で請求業務を行っています。今回,医事課がカルテ開示の窓口となりました。そのため,個人情報保護法などについて調べた際に,法的にはカルテという名称ではなく,診療録となっていて,ほかに診療記録,診療情報という記述がありました。それぞれの用語の違いや定義について教えてください。

A　用語の定義は

診療録：医師が医師法第24条,歯科医師が歯科医師法第23条で,歯科医師法で「診療をしたときは,遅滞なく診療に関する事項を診療録に記載しなければならない」とされている所定の文書（狭義の診療録）

また,診療情報の提供などに関する指針では,

診療情報：診療の過程で,患者の身体状況,病状,治療等について,医療従事者が知り得た情報

診療記録：診療録,処方せん,手術記録,看護記録,検査所見記録,エックス線写真,紹介状,退院した患者に係る入院期間中の診療経過の要約その他の診療の過程で患者の身体状況,病状,治療等について作成,記録又は保存された書類,画像等の記録

とされており,診療記録は広義の診療録といえます。

　海外の文献では,「診療録は,診断名を正当化し,治療と転帰を妥当とするに足る十分な資料を含んでいなければならない」（JCAHO：医療機構認定合同委員会）と規定し,Dr.Malcolm T.MacEachern（1881～1956年）は,「病院組織と管理」において,「診療記録とは,医学的見地より書かれた患者の生命と疾患に関する,明確で簡潔・正確な記録史である」としています。

　診療録には,①診療行為の記録と検証,②チーム医療での情報交換,③情報開示,④法的正当性の証明,⑤保険請求の根拠,⑥病院管理・マネジメントの基礎資料,⑦法律上の義務,⑧臨床研究の資料,⑨教育の資料——としての役割があるとされています。

①診療行為の記録と検証
　診療録への記載は速やかになされ，患者の客観的情報，実施された医療行為，医師の思考のプロセスが理解できる記載がなされることで，診療の妥当性を後に検証することが可能となります。
②チーム医療での情報交換
　多くの専門職種がチームとして医療を実践するうえで情報共有のための重要な記録となるため，正確で理解しやすい記載が求められます。
③情報開示
　個人情報保護法により，診療録の開示が義務化されたため，患者にも理解しやすいように，略語を少なくし，日本語で記載することが求められます。
④法的正当性の証明
　診療録は，裁判の資料となり得る公的文書であるため，実施された治療などについての記載とともに，診断，治療の根拠についての記載も重要です。
⑤保険請求の根拠
　保険診療における診療報酬請求の根拠は，診療録の記載にすることが求められているため，実施した医療行為のみならず，保険請求において求められている事項について適切に記載することが必要です。
⑥病院管理・マネジメントの基礎資料
　診療録の記載された内容の2次利用により病院管理，経営に有効な資料の作成が可能となります。
⑦法律上の義務
　診療録の記載，管理については，法的規定があるため遵守が求められます。
⑧臨床研究の資料
　医学，医療の発展に臨床研究は必要ですが，臨床研究の倫理指針を遵守して実施されることが必要です。
⑨教育の資料
　研修医は，指導医による指導を受けながら診療録へ記載をします。

 手術記録の記載項目

　手術記録に関して，各診療科でおのおの作られていますが，必ず記載しなければならない項目はありますか？

第1章 診療記録の記載，管理方法，法的規定

A 手術記録には，医療法施行規則第1条の10第5項より「手術を行った医師の氏名」，「患者の氏名等手術記録をそれぞれ識別できる情報」，「手術を行った日」，「手術を開始した時刻及び終了した時刻」，「行った手術の術式」，「病名」の記載がなければなりません。

Q 008 同意書の効力とその必要性と記載すべき内容

一般に，同意書の有効期限はどのようにしていますか。当院では，両眼の白内障手術の場合，片側手術ごとに入院することが多く，最初の手術の際に2回目の手術について説明を終えていて，2回目の手術の時は，最初の手術の時に取得した同意書をコピーして診療録に綴っています。そのため，同意書に有効期限が一般的に決まっているようでしたら，2回目の入院の時期により問題がある場合も出てくるのではないかと心配になりました。また，同意書にはどのような内容が記載されているとよいのでしょうか。

A 患者の身体への侵襲性を伴う医療行為に際しては，医療行為について十分な情報が与えられたうえで患者の同意を得ることが必要となりますが，通常の場合の説明範囲は，以下の内容について説明することで説明義務を果たすとされています。

①病名と症状
②実施予定の治療行為とその内容
③その治療方法の危険度（危険の有無とその程度）
　a　侵襲により通常一般的に生じ得る身体への影響の内容・程度・範囲
　b　副作用，術後の身体的・精神的影響
　c　時には，死の蓋然性について
④代替可能な治療方法とその利害損失
⑤予後すなわちその患者の疾病についての将来予測

十分な情報を説明しないままに同意を得たとしても，その同意は有効とされず説明義務違反とされる判例も多く見られます。

麻酔時の説明義務違反（広島高裁　1977年4月13日）

医師と患者との間に診療契約が存する場合でも，患者に特別の危険を伴う診療行為については，応急の場合その他特段の事情ある場合を除き原則として個別の承諾を必要とし，その承諾を得るについては患者が右診療行為に伴う危険を認識し又は当然認識すべき場合を除いては，これに先立ち医師がその説明を与えることを要し，右説明を欠く承諾は，有効な承諾とはいえず，かかる承諾のもとになされた診療行為により患者の生命身体を害したときは不法行為が成立する。

　1回目と2回目の手術で，患者の状態に変化がなければよいのですが，状況が変わるようであれば，その都度十分な説明が必要となります。また，手術の予想される結果についても十分な説明が求められています。

美容整形による説明義務違反（福岡地方裁判所　1993年10月7日）

本件手術方法である……の内容やその結果生じる傷跡の有無，予想される傷跡の状況について正確な説明を全くしていなかったものであり，その結果，本件手術による傷跡はほとんど残らないものと考えて手術に同意したといえるとし，説明義務違反による不法行為が成立した。

　同意書の有効期限についての規定はありませんので，同意書を取得する頻度をどのようにするかは医療機関で設定されることになると思いますが，患者の状態をよく判断しながら対応することが必要となります。

Q009　同意書（契約書）の原本と写し（コピー）の関係

　多くの書類に，医師，看護師そして患者が署名しており，原本保管，写し保管が混在しています。どのようにして考えたらいいのでしょうか？

　A　病院側が原本保管の場合：患者が病院側に提出または意思表示する場合，患者が記したものを原本として，病院側が原本を保管します。

第1章 診療記録の記載，管理方法，法的規定

書類例：手術・処置等の同意書，承諾書など

患者側が原本控えの場合：病院側が作成し患者に渡す場合，患者に原本を渡して病院側が写し（コピー）を残す（病院側は何を渡したか控えるために写しをとる）。

書類例：入院診療計画書，出生証明書，診断書など

 療養担当規則に定める様式第1号の診療録

当院は，臨床研修指定病院です。医療機関に対して「個別指導」，「集団指導」など適正な保険診療に対する指導が行われますが，臨床研修指定病院では，厚生労働省と地方厚生局，都道府県による特定共同指導が実施される場合があります。指導内容も相当細かく厳しいと聞いています。当院では，今まで特定共同指導を受けたことがありません。保険請求の根拠として診療録の記載が重要になると聞いていますが，どのような点に気をつけたらいいのでしょうか。

　　　　特定共同指導は，健康保険法第73条，国民健康保険法第41条および高齢者の医療の確保に関する法律第66条の規定により実施されます。また，保険医療機関における保険診療等について定めている「保険医療機関及び保険医療養担当規則」などのさらなる理解と保険診療の質的向上および適正化を図ることを目的としています。対象は，臨床研修指定病院，大学附属病院，特定機能病院などとなります。

医師法施行規則第23条では，診療録の要件として以下の内容を記載しなければならないと定めていますが，様式については示されていません。

①診療を受けた者の住所，氏名，性別及び年齢
②病名及び主要症状
③治療方法（処方及び処置）
④診療の年月日

保険診療における診療録については，以下のように保険医療機関及び保険医療養担当規則第22条において様式が定められていて，その項目をすべて満たしておく必要があります。

保険医療機関及び保険医療養担当規則第22条
　保険医は，患者の診療を行つた場合には，遅滞なく，様式第1号又はこれに準ずる様式の診療録に，当該診療に関し必要な事項を記載しなければならない。

　様式は，以下のように様式第1号（一）の1～3を含めて診療録となり，指導の際は，会計欄も診療録の一部として準備が求められますので注意が必要です。

様式第1号（一）の1：患者の氏名や加入保険，傷病名欄など
様式第1号（一）の2：症状・所見や処方・処置などを記載
様式第1号（一）の3：点数を記載する会計欄

　保険診療においては記載内容が請求の根拠となるため，症状，所見，指導内容などの必要事項を記載することが厳しく求められます。ですので，検査や処置が行われていれば，その理由が診療録に記載されていることが必要となりますし，検査結果の所見も必要となります。医学管理料が算定されている場合は，算定要件となる項目が記載されているかが確認されます。そのため患者への指導内容や治療計画など，保険請求上の記載要件を理解したうえでの記載が求められます。

　また，入院診療計画書に関しては「Q005　クリニカルパスは診療録や看護記録の代替となるか」で述べたように，記載項目や多職種の参加について例年厳しい確認がされており，特別な栄養管理の必要性の有無についても記載の必要があります。

　また，DPC算定病棟ではレセプトと退院時要約の入院経過等の記録を見て「医療資源病名はこれが正しいですか？　退院時要約を読む限りでは〇〇だと思うのですが…」などの指摘をされるので，注意が必要です。

　その他の詳細については，各地方厚生局のホームページに「保険診療の理解のために」，「特定共同指導・共同指導における指摘事項」が掲載されていますので，参照してください。

第1章 診療記録の記載，管理方法，法的規定

Q 011 裁判所からの送付嘱託への対応

裁判所から，以下のような「送付嘱託」が届きました。

患者の同意がなくても応じることでよろしいのでしょうか？　無条件に応じることによって，患者からの苦情がないか心配です。

なお，以下の送付嘱託のあった文書（文書内の別紙にある）について，当院では外来診療だけなので，ここに記されているMRIや看護記録などは存在しません（下線部分）。この対応もどうしたらよいのかわかりません。

◇送付された文書の文面

事件番号　令和元年（ワ）第○○○号
損害賠償請求事件
原告　A
被告　B

○○病院病院長御中

送付嘱託書

令和元年6月1日

〒○○○-○○○
福岡県○○市○○区……
○○地方裁判所第○民事部
裁判所書記官　○○○

　頭書の事件について，民事訴訟法第226条により，別紙記載の書類等の送付を嘱託します。なお，ご多忙中申し訳ありませんが，令和元年○月○日の公判に間に合うように対応をお願いいたします（文書等の送付費用として，郵便切手1,000円を添付）。

（別紙）
原告A（平成○年○月○日）の診療に関する診療録，医師の指示票，X線，MRI画像，諸検査結果表，看護記録，その他同診療に関して作成された書類一式

A　この文書中にありますが，裁判所の送付嘱託を行う民事訴訟法の根拠については，次の通りです。

17

（文書送付の嘱託）

第226条　書証の申出は，第219条の規定にかかわらず，文書の所持者にその文書の送付を嘱託することを申し立ててすることができる。ただし，当事者が法令により文書の正本又は謄本の交付を求めることができる場合は，この限りでない。

また，ここでいう第219条の規定は以下の通りです。

（書証の申出）

第219条　書証の申出は，文書を提出し，又は文書の所持者にその提出を命ずることを申し立ててしなければならない。

さらに，文書の提出義務として，次のように規定されています。

（文書提出義務）

第220条　次に掲げる場合には，文書の所持者は，その提出を拒むことができない。

1　当事者が訴訟において引用した文書を自ら所持するとき。

2　挙証者が文書の所持者に対しその引渡し又は閲覧を求めることができるとき。

3　文書が挙証者の利益のために作成され，又は挙証者と文書の所持者との間の法律関係について作成されたとき。

4　前3号に掲げる場合のほか，文書が次に掲げるもののいずれにも該当しないとき。

イ　文書の所持者又は文書の所持者と第196条各号に掲げる関係を有する者についての同条に規定する事項が記載されている文書

ロ　公務員の職務上の秘密に関する文書でその提出により公共の利益を害し，又は公務の遂行に著しい支障を生ずるおそれがあるもの

ハ　第197条第1項第2号に規定する事実又は同項第3号に規定する事項で，黙秘の義務が免除されていないものが記載されている文書

ニ　専ら文書の所持者の利用に供するための文書（国又は地方公共団体が
　　　所持する文書にあっては，公務員が組織的に用いるものを除く。）
　ホ　刑事事件に係る訴訟に関する書類若しくは少年の保護事件の記録又は
　　　これらの事件において押収されている文書

　以上のように，通常は，提出することを拒むことはできないと考えられます。しかしながら，上記の4にあるような要件だと考えると，拒否という回答もあり得るでしょう。実際に患者個人が同意をしていない場合ということがあり得ます。したがって，その場合は，患者本人の同意書を添付してもらうような対応が望ましいと考えられます。特に，このような争議の当事者のうち，患者側からの要求ではない場合もあるので注意が必要です。実際に，同意書の添付を依頼しても，患者が同意をせずに送付嘱託が成立しないこともあります。もっとも，本人が死亡した後の遺族による裁判もあり，本人の同意書が徴収できない場合もあるので，例えば，診療記録にその関係の記載がなく，患者と争議の当事者との関係が不明の場合は，その関係を明らかにする書類の提出を求めるなどの対応をしておくことは必要でしょう。

　また，ご質問のMRIや看護記録などの要求される文書の種類ですが，診療記録を求める側からすると，医療機関に何が存在するのか，その時点ではわからないために，「ありそうなもの」を書き並べるのが通例です。したがって，存在しないものがそこに記されていることは普通にあります。ここでは「すべての記録」とされているので，実在するものを提出するということになります。また，先方の要求と実在するものと相違が著しい場合は（勘違いがあっても困るので），二度手間を防ぐためにも，裁判所に確認することが必要です。

　なお，最近では，患者の同意，個人情報の保護ということが重要視されることも多いので，裁判所自ら送付嘱託の考え方について文書を添付して依頼されることもあります。このような文書があればそれに従えばよいですが，そうでない場合は，前述のように同意をしないというケースもないわけではないので，同意書などは徴収する方がトラブル発生防止という観点からも望ましいと思われます。

弁護士会，裁判所送付嘱託等からの開示請求金額

弁護士会，裁判所送付嘱託等からの開示依頼について，金額を請求してもいいのでしょうか？

開示依頼に対しての金額の請求は可能です。ただし，地方によって対応が違う場合がありますので，請求する場合は必ず確認してください。

【弁護士法第23条の2に基づく情報提供に関する手数料請求】

東京弁護士会の場合：回答書作成料等の請求書の宛名は，照会申請弁護士名にする。突然高額な費用請求がされることを防ぐため，実費・手数料等として3万円以上になる場合は，事前に連絡をすること。

【裁判所送付嘱託からの情報提供に関する手数料請求】

東京地方裁判所の場合：レントゲンフィルム等の写しの作成費用（謄写料等）を必要とする場合には，あらかじめ申立代理人弁護士宛てに連絡をしてもらい，振込先口座などの指定，請求書の送付等の方法により直接請求すること。

 ## 看護記録に記すべき内容

医師の記録に関しては，医師法第24条に診療録への記載義務が規定されています。しかし，看護師の記録に関して，保健師助産師看護師法を確認する限りでは，記載義務の根拠を見つけることができませんでした。最近はクリニカルパス（クリティカルパス）の適用患者が多く見られるようになりました。その影響で，看護師の記録については，極端なケースだと，医師の指示にサインをするだけ，パスのシートにコメントするだけという例も見られ，とても看護記録とは思えないようなものもあります。特に，短期の入院では，医師も含めて記録はパスのシートしかないようなものもあり，これでよいのかと疑問に思っています。どのように考えたらよいでしょうか。

第1章 診療記録の記載，管理方法，法的規定

A おっしゃるように，保健師助産師看護師法には看護記録についての規定はありません。

　日本の法律のもとでの医療サービス提供の組織最小単位は医師であり，医師は大きな権限と同時に責任を負っています。そのため，提供する医療行為については厳格な法律の規定により，記録を残す義務が負わされています（医師法第24条に規定）。

　その一方で，医師以外の医療者，看護師をはじめとして，通常，多くの医療職種に関する資格法などでは，その記録の作成義務は規定されていません。とは言うものの，その専門職としての業務について責任を負わないはずはありません。現在，推進されているチーム医療という観点からも，ほかの職種が医師の指示のもとに行動し医療サービスを提供するうえで，ある程度の権限を持ち，自立した活動が認められることが多くなってきており，医師以外の職種の記録も極めて重要な意味があります。例えば，栄養指導や保健指導などはその典型例でしょう。その中でも，看護部門はチームとしてある程度独立し，かつ大きな組織でもあり，組織を基盤にサービスを提供する看護については，その重要性からも一定の条件のもとで，記録の作成が法的にも規定されています。以下に，現時点での病院に関係した記録について法令上の規定を例示します。

　1）病院のうち，地域医療支援病院，特定機能病院の施設基準
　　医療法および医療法施行規則において，「地域医療支援病院」と「特定機能病院」の施設基準などの1つである「診療に関する諸記録」として規定されている（2年間保存義務）。
　　①医療法（1948年法律第205号）第22条，第22条の2
　　②医療法施行規則（1948年厚生省令第50号）第21条の5，第22条の3

　2）診療報酬請求上での規定，保険医療機関における基準
　　健康保険法および老人保健法の規定において，「保険医療機関及び保険医療養担当規則」では，保険医療機関は，療養の給付の担当に関する帳簿及び書類その他の記録をその完結の日から3年間保存しなければならないと規定している。
　　①保険医療機関及び保険医療養担当規則（1957年厚生省令第15号）第9条
　　②老人保健法の規定による医療並びに入院時食事療養費及び特定療養費に係る療養の取扱い及び担当に関する基準（1983年厚生省告示第14号）第9条

さらに，「基本診療料の施設基準等及びその届出に関する手続きの取扱いについて」として，入院基本料に関する施設基準の規定があり，看護に関する記録についての要件が示されている（名称は看護記録と限定はしていない。下線の部分）。

「基本診療料の施設基準等及びその届出に関する手続きの取扱いについて」
（2004年3月30日保医発第0227002号保険局医療課長通知）

　特に，この「基本診療料の施設基準等及びその届出に関する手続きの取扱いについて」は，具体的に要件が挙げられており，以下の通りとなっています。なお，2018年度診療報酬改定で現在では，下線部分のように修正されています。

別紙6　入院基本料に係る看護記録

　入院基本料の届出を行った病棟においては，看護体制の1単位ごとに次に掲げる記録がなされている必要がある。ただし，その様式，名称等は各保険医療機関が適当とする方法で差し支えない。

1　患者の個人記録
（1）経過記録
　個々の患者について観察した事項及び実施した看護の内容等を看護要員が記録するもの。
　ただし，病状安定期においては診療録の温度表等の余白にその要点を記録する程度でもよい。
（2）看護計画に関する記録
　個々の患者について，計画的に適切な看護を行うため，看護の目標，具体的な看護の方法及び評価等を記録するもの。
　なお，重症度，医療・看護必要度に係る評価を行う入院料を算定する病棟の患者については，モニタリング及び処置等，患者の状態等及び手術等の医学的状況の項目の評価に関する根拠等について，（1），（2）またはその他診療録等のいずれかに記録すること。

2　看護業務の計画に関する記録
（1）看護業務の管理に関する記録

第1章 診療記録の記載，管理方法，法的規定

　　患者の移動，特別な問題を持つ患者の状態及び特に行われた診療等に関する概要，看護要員の勤務状況並びに勤務交代に際して申し送る必要のある事項等を各勤務帯ごとに記録するもの。
（2）看護業務の計画に関する記録
　　看護要員の勤務計画及び業務分担並びに看護師，准看護師の受け持ち患者割当等について看護チームごとに掲げておくもの。看護職員を適正に配置するための患者の状態に関する評価の記録。

　以上のことから，まず，特定機能病院や地域医療支援病院であれば，医療法の規定により，保険診療か否かにかかわらず，看護記録は必要なこと，また，通常，わが国の国民皆保険制度により，一般の医療機関は保険医療機関であり，そうであれば入院基本料にかかる看護記録が必要であること，が結論となります。特に，入院基本料にかかる看護記録については，厳格な規定となっているので，診療記録を管理する立場からするとその要件を満たしているか否かはいつも意識している必要があります。また，上記の規定の中での看護業務の計画に関することは，病棟管理台帳（病院によって名称はさまざま）として，診療情報管理部門では関係していないことが多いと思われますが，規定の内容と実態については診療情報管理士として1度は確認しておいてもよいでしょう。その一方，所定の看護サービス（診療報酬請求される）の証拠として記録が義務づけられていることも，現場の看護師だけではなく医師などの医療者にもしっかり理解してもらうことも必要です。つまり所定の看護サービスを提供しているから看護料という評価が発生するということをわかってもらわなければなりません。

　余談となりますが，パスについては，診療録や看護記録などの記録ではなく詳細な入院診療計画書という位置づけと解釈されるのが通常です。もっとも，前述の看護記録に対する規定を見るとその要求レベルはかなり高く，根本的な問題として，パスが記録としてそれを満たしているのかと考える必要があります。パスとしてどうしても看護記録を一体化したいのであれば，これらの看護記録の要件をすべてクリアしたうえで様式や運用を考えなければなりません。

　また，前述の規定からもわかるように，入院が短期だからといって省略してよいというような規定はなく，これも知っておきたいところです。

　さらに，この規定を守らなければ診療報酬請求を行うことができませんか

ら，言い換えると，不適切な看護記録の存在はそのまま，不正請求と評価される可能性があることも知っておいた方がよいでしょう。

 処方せんの法的な根拠

　当院では，外来患者への投薬については，医薬分業を進めており，院外処方せんを発行しています。また，入院患者（院内向け）については，投薬は処方伝票（院外処方せんとは異なり簡略版），注射は注射伝票で運用しています。院外処方せんについては，法的な規定（様式や記載事項）があることは知っていますが，院内で用いるものについては，法的な規定や根拠を見つけられません。当院の実態を確認してみると，不適切な様式を使っているようにも見受けられますし，運用方法の統一も十分ではありません。院外処方せんも含めて法的な規定はどのようになっているのでしょうか？　また，当院では院外処方せんについては薬剤科保管で，入院の場合は，入院診療記録に綴じ込んであります。このような管理方法でよいのでしょうか？

　まず，いくつかに整理して考えてみましょう。

1．院外処方せんについて

　おっしゃる通り，院外処方せんについては，日本全国どこの保険薬局に出しても調剤が受けられるように統一された様式が用いられています。この処方せん様式は，様式2号（第23条関係）とされ，「この処方箋は，どの保険薬局でも有効です」と様式そのものにも明記されています。様式の根拠は，保険医療機関及び保険医療養担当規則（1957年4月30日厚生省令第15号）の第23条であり，下記の通りです。つまり準じた様式でもよいとされているので全く同じ様式を求めているわけではありませんが，すべての事項が網羅されていることは必要です。このような規定があるので，処方せんはどこの保険薬局でも受けつけるというわけです。

（処方箋の交付）
第23条　保険医は，処方箋を交付する場合には，様式第2号又はこれに準ずる

第1章 診療記録の記載，管理方法，法的規定

様式の処方箋に必要な事項を記載しなければならない。

2　保険医は，その交付した処方箋に関し，保険薬剤師から疑義の照会があつた場合には，これに適切に対応しなければならない。

2．院内の伝票について

　次に院内の運用について考えてみましょう。前述の「処方せん」については，あくまでも保険診療の範囲で処方をする，処方を依頼するという関係の中での文書となっています。言い換えると，院内において，これと全く同様の様式，記載事項を用いないといけないという法律的な条件は課せられていません。したがって，例えば医師1人で診療を行うというイメージをするとわかりやすいのですが，院内においては，投薬の必要があれば，医師が処方をして投与する，そして，医師法の規定にあるように，診療録にその旨を記載すれば事足りるということになります。つまり，その診療が医師1人で完結するのであれば，わざわざ処方の内容をほかの医療者に伝える必要もないので，診療の記録として診療録に記載すればよい，ということになります。ところが，例えば病院のように医師が複数存在し，さらに調剤を院内の薬剤師（複数の薬剤師，部門が対象ということが通常）に指示する場合はどうかということを考えてみましょう。

　まず，院外処方せんとは異なり，院内限定の処方せんについては，患者や家族などに対して処方せんを発行する義務はないため，入院患者の枕元に処方せんを持参するなどということはありません。院内処方で代表的なものは投薬と注射薬ですが，その取り扱いは意外なほど自由で，明確な規定はありません。したがって，院内処方せんについては，医療機関単位で，内規などとして決められて運用することが多くなっています。そもそも，院外へ処方を依頼する機能を持つ院外処方せんと比較すると院内での伝達に必要とされる情報は明らかに少ない（保険情報や住所などは不要）ので，情報を簡略化したものが院内処方せん（伝票）として用いられるのが通常でしょう。実際，処方が手書きされていた時代，筆者の勤務したことのある病院，5カ所すべてが異なる様式，異なる運用をしていました。

　しかし，院外処方せんのように，規定された様式がないからといって，処方を指示することは危険を伴い，高い精度が求められる業務であるので，口答指示やメモで済むはずがありません。院外処方せんと同様に間違いの起こらない

精度の高い処方指示が行われる必要があります。

　古い規定ではありますが，院内で用いる処方せんについては一定の基準が示されていますので以下に記します。結論から言うと，院外処方せんから，保険情報や住所などを省略したレベルのものが求められることになります。

新医薬制度の実施について（1956年3月13日薬発94号各都道府県知事あて，厚生省医務局長厚生省薬務局長通知）

　病院又は診療所診療中の患者に対し，その病院又は診療所の調剤所で薬剤師が調剤を行う場合であって患者又はその看護に当たる者に処方せんを交付しない場合においては，その処方せんには医師法施行規則第21条又は歯科医師法第20条に規定する記載事項をすべて網羅する必要はないが，患者の氏名，年齢，薬名，分量，用法，用量及医師の氏名を記載した文書を当該薬剤師に交付するよう指導されたいこと。

　非常に古い通達ではありますが，病院においても，院内で注射処方せん等として用いられている場合は，これを根拠にしていたはずです。

3．処方せんの保管について

　次に，処方せんに関する保管についての規定（抜粋）を例示します。

薬剤師法
（処方せんの保存）
第27条　薬局開設者は，当該薬局で調剤済みとなつた処方せんを，調剤済みとなつた日から3年間，保存しなければならない。

保険医療機関及び保険医療養担当規則
（帳簿等の保存）
第9条　保険医療機関は，療養の給付の担当に関する帳簿及び書類その他の記録をその完結の日から3年間保存しなければならない。ただし，患者の診療録にあつては，その完結の日から5年間とする。

第1章 診療記録の記載，管理方法，法的規定

医療法施行規則

第21条の5　法第22条第1号から第8号までの規定による施設及び記録は，次のとおりとする。

（中略）

2　診療に関する諸記録は，過去2年間の病院日誌，各科診療日誌，処方せん，手術記録，看護記録，検査所見記録，エックス線写真，紹介状，退院した患者に係る入院期間中の診療経過の要約及び入院診療計画書とする。

（以下略）

　以上のようなルールがありますので，基本的には保険診療であれば3年間，そうでなければ2年間の義務があると解釈されるでしょう。しかし，処方した記録自体は診療録に記載する必要があることも考えておかなければなりません。また，保存する担当者としては，医療機関，保険薬局としての責務なので，保管する院内の場所はそれぞれに委ねられています。

　処方せんの保管とは少し異なりますが，過去の血液製剤に関係する事件の発生を踏まえて，医薬品医療機器等法（1960年8月10日法律第145号，旧薬事法）第68条の22（生物由来製品に関する記録及び保存）において，特定生物由来製品を使用した場合の情報を記録する義務が課せられています。また，その年限は，医薬品医療機器等法施行規則（1961年厚生省令第1号）の第240条第2項に「薬局の管理者又は病院，診療所若しくは動物診療施設の管理者は，法第68条の22第3項の規定（前述の規定のこと）による特定生物由来製品に関する記録を，その使用した日から起算して少なくとも20年間，これを保存しなければならない」とあり，このような規定も診療情報管理士として知っておく方がよいでしょう。

Q 015　どのような記載が「改ざん」と言われるのか

　当院は，紙ベースの診療記録を用いています。日常業務の中で，記録について，修正すべき箇所を見つけることがあります。当院では，診療記録管理規定で，修正する場合は，2本線で修正し併せて訂正印を押印することなどが決められていますが，なかなか浸透させることは難しく対応に苦慮してい

ます。わかりやすく改ざんの疑いをかけられる可能性があると説明するといいのかもしれませんが、どこからが改ざんになるのかうまく説明できません。法律的に決まりがあるのでしょうか？

A 修正と改ざん、確かに記録を見ただけでは違いを説明するのは難しそうです。裁判の判例を見ても、極端なケース以外は総合的な評価が主体となるので、改ざんか否かが争点になったことはそれほどないと思われます。まず、改ざんの定義ですが、重要なことは、故意であるかどうかは問わないことです。基本的に、所定のルールによらない修正などをした場合に改ざんと判断されます。

また、改ざんは、もちろん、診療記録だけに発生するものではないので、一般社会でも、企業の粉飾決算のための記録隠蔽や改ざん、二重帳簿などはよくマスコミ報道などでも目にするところです。臨床治験の場でデータ改ざんが大問題になったことも記憶にあるのではないでしょうか。すなわち、改ざんとは、一部分を悪意に修正したなどに限定されず、大きな範囲を対象とされることもあります。

さて、医療機関においてはいわゆる電子カルテが普及するに従って、改ざん問題に非常に神経質になっていることもよくご承知だと思います。まず、改ざんと評価されたケースについて、いくつか例示してみます。単純な記録を書き直した、というよりも記録について信用できないと判断されたなど少し範囲を広げて紹介します。もっとも、これらの判例は、悪意をもって実行したかどうかはともかく、少なくとも、診療情報管理士という立場でなくても、常識的にあり得ないケースだと考えられます。

＜例1＞
　歯科医師が訴訟前の証拠保全手続きにおいて検証目的である診療録を所在不明として提示しなかったため、本案訴訟において、民事訴訟法第317条の趣旨に従い、症状や診療内容につき、患者側の主張が真実と認められた事例（1994年3月30日東京地裁判）。
※そもそも、医師法や歯科医師法に定める保存期間内であれば、それらの規定による違法行為でもある。

第1章 診療記録の記載，管理方法，法的規定

＜例2＞

看護日誌の「排気少量にて」の記載部分の「排気少量」と「にて」との間には3文字ほどの表面を削って消した跡があり，その点についての担当助産婦の証言は，にわかに信用できないとし，ここには当初は，被告に不利な内容が記載されていたものと推認されるとされた事例（1992年12月8日青森地民判）。

＜例3＞

被告医師の本人尋問において，スメルモンコーワ0.3mLを投下注入したと供述し，診療録の「スメルモン1.0」との記載は，保険請求上1アンプルを使用したという旨の記載であると主張するが，1行隔てた行外の「0.3」の記載の位置と体裁は，不自然で，後に書き加えられたものであることがうかがわれ，当時真実の使用量を正確に記載したものであるかどうか疑わしいとされた事例（1993年11月30日水戸地土浦支判）。

＜例4＞

（大意）複数の医師のいる産婦人科医院で出生した低出生体重児が生後48時間後の分光法による血清ビリルビン値測定により8.4mg/dL程度の黄疸症状であったものが，26時間後には可視的に黄疸症状が重症化したため，28時間後に小児専門病院に転送交換輸血を受けたが新生児核黄疸を原因とする脳性麻痺の後遺障害が残ったという事案につき，新生児のように24時間の監視が必要な者については，他の医師または看護婦等との共同作業になるものであるから，その症状の変化を正確に把握するためには，黄疸の発生経過等のカルテの記載が不可欠であるのに，本件カルテには，黄疸の発症およびその経過，体重，哺乳力，体温等，経時的な観察がなされてはじめて異常かどうかの判断資料となる量的事実のうち体温を除いては正確な記載がなされていないから，医師の医療行為には観察のずさんさがうかがわれると指摘したうえで，血清ビリルビン値による黄疸確認後通常の観察を行っていれば，黄疸症状の拡大，増強の経緯は容易に発見できて適時の転移が可能であったのであり，脳性麻痺は避けられたとして，医師の責任が認められた事例（1995年12月20日大阪地民九判）。

＜例5＞

（大意）1歳11カ月の患児がGOFの全身麻酔で両そけい部の先天性ヘルニア手術を受けたところ，術中に，麻酔薬の過剰投与による低酸素症ないし，換気不全に

よる不整脈を原因として心停止が起こり，死亡したとされる事案につき，術中の脈拍の数値等について，看護記録や麻酔記録の記載が，事後的に改ざんされた可能性があると認定され，麻酔記録の脈拍数値の記載は採用できないとされた事例（1997年11月5日神戸地民五判）。

　以上のことから，改ざんと判断される可能性も含めて，そのように疑われないための適切な対応を考えてみます。
　①記載義務，保存義務など，法的な規定を遵守していること
　②表面を削る，塗りつぶすなどした後に追記，修正することは改ざんと判断される可能性が高い
　③欄外に記載するなど，所定の記載方法を逸脱すると改ざんと判断される可能性が高い
　④本来，求められる記載精度がないと判断されると，その結果ほかの問題がないと考えていた部分まで精度が低いと判断される場合がある。さらに，記載精度が低いと判断された場合は，記録そのものだけではなく業務もずさんだと判断される可能性がある
　以上がこれらの判例からわかります。逆に修正などの必要がある場合，どのようにすればこれらの判断をされないのでしょうか。まずは，修正が避けられない場合は，それがほかの記載と矛盾がなく，修正の必要性も含めて論理的に説明がつくことです。
　修正方法の基本は，修正する前後がわかることが大前提です。したがって，2本線で訂正するなどという方法は必須でしょう。次には，その修正の理由です。ほかの記録も含めて，なぜ修正の必要があったのか，これはあって当然ということになります。特に記録の意味を考えると診療には一連のプロセスがあり，それを逸脱するような修正については留意をすべきです。前述の＜例3＞にあるようなケースは，まれではあっても現実で直面するような，修正のやり方ではないかと思われます（欄外やすき間に追記する）。単純にその場限りのこととせず，正規の記載すべき位置に理由などを記したうえでの記載が必要であり，このような，いかにも「後でやりました」というような追記はすべきではありません。この場合は，記載の順序で記した日時がわかるわけですから，その部分に○月○日○時○分の記載について，記載漏れなどとわかるようにすべ

第1章 診療記録の記載，管理方法，法的規定

きでしょう。また，誰が修正をしたのかも明確にしなければなりません（適切
な人，もしくは修正すべき人なのか。権限も関係する）。当初の記載も署名など
は厳格にすべきですが，修正の場合はさらに注意を払うべきでしょう。最後に
適切な方法についてまとめます。

　①修正前後が明確にわかること

　②修正の理由，必然性が明確であること（それらを記載すること）

　③行間を空けないこと，所定の箇所以外には書き込まないこと，必要がない
　　スペースは斜線で記して書き込めないようにするか，このページ余白，以
　　下余白などを明記することもよい

　④修正方法をルール化しておき，疑わしいと思われるような方法をとらない
　　こと

　⑤誰が修正したのかが明確であること

　余談ですが，伝票等を診療記録の一部として用紙に貼りつけたりすることが
ありますが，その場合も，下の記事を隠したと判断されるような方法はとるべ
きではありません。全面にのりを塗るのではなく，上部，左右端など，最低限
にして，下の記載がわかるようにすべきでしょう。これは厚生労働省の指導な
どでも指摘されます。つまり，記録の改ざん問題は，裁判や個人の争議などに
とどまらず，法律に規定された指導や検査などでも同様に問題になるというこ
とです。

Q 016 厚生労働省の指導時における 診療録記載に関する指摘

　厚生労働省が医療機関に対して，個別指導などの立ち入り調査を行い，適
切な診療報酬請求の根拠として，診療録などの記載事項などを厳しく評価・
指導すると聞いています。医師法や療養担当規則等における診療録の規定に
ついては知っていますが，このような指導の場合，具体的にどのような視点
で評価されるのか，そもそも，どのような診療録がだめなのかよくわかりま
せん。当院ではいまだ指導の経験はありませんが，改善のために留意すべき
点はどのようなものなのでしょうか。

A　まず，厚生労働省に関連すべき指導としては，どのようなものがある
か，簡単に整理しましょう。比較的，なじみのある方から並べてみると，

31

①いわゆる医療監視（医療法に規定される立ち入り検査）

②適時調査

③集団指導，個別指導，特定共同指導等

があります。②もしくは③がご質問にあるような立ち入り調査でしょうか。

　まず，①については，診療情報管理士でも関わる方が多いかもしれません。地域の保健所が実施する，通称，医療監視については，正確には医療法第25条第1項に基づき，医療機関へ立ち入り検査することです。以下に根拠となる条文を示します。

　第25条　都道府県知事，保健所を設置する市の市長又は特別区の区長は，必要があると認めるときは，病院，診療所若しくは助産所の開設者若しくは管理者に対し，必要な報告を命じ，又は当該職員に，病院，診療所若しくは助産所に立ち入り，その有する人員若しくは清潔保持の状況，構造設備若しくは<u>診療録，助産録，帳簿書類その他の物件を検査</u>させることができる。

　以上のように，診療録等を検査すると明記されています。もっとも，あくまでも医療法の規定の範囲の中で，さらには診療録の内容について，一般的，かつ常識的な検査はできても，検証する材料（後述）があるわけではないので，よほど不適切な診療記録の管理体制（現場の実態）や劣悪な環境でない限りハードルはそれほど高くないのが一般的です。

　次に，②の適時調査についてです。こちらは，例えば「施設基準等適時調査」であれば，医療機関から届け出された施設基準の内容確認をすることになります。地方厚生局による届け出内容との検証が主体となります。その結果，不備，不十分なところがあれば指摘，そして，改善するように指導されます。施設基準に対する調査とはいうものの，施設基準の要件を満たしているかどうかの検証となるので，例えば，入院診療計画書が不備なく作成されているかなど，診療記録に関連する事項があることも知っておいた方がよいでしょう。

　③の集団指導，個別指導，特定共同指導等については，指導の対象や規模によって対象が異なります。基本的に適正な診療報酬請求を行うための医療機関等に対する指導ということになります。まず，集団指導と個別指導は，概ね，以下のような違いがあります。

集団指導：保険診療の質的向上や適正化を図ることを目的とした講習会方式

が「集団指導」であり，面接懇談方式が「個別指導」となります。もっとも，前者と後者ではそのレベルは格段の違いがあります。集団指導は，地方厚生局および都道府県が，新規に保険医療機関の指定を受けた病院，診療所，保険薬局の開設者および管理者に対して面接懇談方式で行います。また，新規に登録した保険医や保険薬剤師を対象としても行われる指導講習会です。これらは新規の場合に受講を義務づけられています。さらに，指定更新や診療報酬改定の時にも行われることがあります。ある意味，これからの保険医療機関，保険医等に対する必要最低限の法的なルールの理解を求めるものとなっています。

個別指導：個別指導は，指導方法の1類型で，集団的個別指導と個別指導とに分かれます。前者の集団的個別指導は，厚生労働省（地方厚生局）および都道府県が所定の場所に病院管理者，保険医等に対して呼び出しして，指導すること。概ね，診療点数が一般的に非常に高い医療機関（類似した医療機関と比較して）等が候補とされます。後者の個別指導については，厚生労働省（地方厚生局）の指導官等が医療機関等の現場に赴き，立ち入り調査，指導を行うこととなっています。当然ながら医療現場を視察，診療報酬請求の基礎となる，診療録，診療記録，その他資料等を確認しつつ行われるので，極めて高いハードルとなることは想像がつくでしょう。例えば，指導における診療録等の提出要請，質問できる権限等は，健康保険法にその根拠があります。

（診療録の提示等）

第60条　厚生労働大臣は，保険給付を行うにつき必要があると認めるときは，医師，歯科医師，薬剤師若しくは手当を行った者又はこれを使用する者に対し，その行った診療，薬剤の支給又は手当に関し，報告若しくは診療録，帳簿書類その他の物件の提示を命じ，又は当該職員に質問させることができる。（以下，略）

さらに指導する権限については，以下の通りです。

> （厚生労働大臣の指導）
> 第73条　保険医療機関及び保険薬局は療養の給付に関し，保険医及び保険薬剤師は健康保険の診療又は調剤に関し，厚生労働大臣の指導を受けなければならない。
> 2　厚生労働大臣は，前項の指導をする場合において，必要があると認めるときは，診療又は調剤に関する学識経験者をその関係団体の指定により指導に立ち会わせるものとする。ただし，関係団体が指定を行わない場合又は指定された者が立ち会わない場合は，この限りでない。

　続いて，特定共同指導とは，個別指導の1類型ですが，こちらは厚生労働省が主体となって行うものです。大学病院やそれに準ずる規模の大病院が主な対象となります。指導の規模も大きく，指導する側も大所帯になりますから対応する医療機関側も相当なマンパワーを投入しないと対応ができません。

　なお，前述の個別指導を含めて，指導の後には，その内容に合わせて，経過観察，再指導，要監査の措置がとられます。また，これらの指導の結果で，診療内容に不正や不当な部分が見られた場合は要監査となり，事実関係の確認が行われます。その結果，保険医療機関や保険医の取消処分，戒告，注意などが行われます。ここまで来ると，医療機関の存続の問題にも発展する可能性があります。忘れてはならないのは，この適時調査，各指導等の基本となる材料は，診療録等の診療記録や資料だということです。診療録や診療記録は臨床現場の医療者の問題だ，などと言い訳は通用しません。医療機関全体でこの問題には取り組まないといけないことを理解しておきたいものです。

診療記録とレセプトとの関係

　当院では，医師の記す診療録にはあまり記載がないのに，レセプトには多くの傷病名が見られます。また，レセプトには記載があっても，例えば，小さな処置や病棟での検査などは診療録にはあまり記されていません。さらに，診療録とは無関係に，伝票があり，それでレセプトへの計上を指示しているような状況もあります。つまり，診療報酬請求のための伝票には記して

第1章 診療記録の記載，管理方法，法的規定

いても，診療録，診療記録には記していないということです。順序から言う
とおかしな話ですが，どのように考えたらよいでしょうか？

A まず，診療記録とレセプトとの関係について，法的な規定を確認して
おきましょう。

有名なところからいくと，医師法第24条があります。これは，医師が診療
をした時の記録として最も基本となるべきものです。

第24条　医師は，診療をしたときは，遅滞なく診療に関する事項を診療録に記
　載しなければならない。
　2　前項の診療録であつて，病院又は診療所に勤務する医師のした診療に関す
　るものは，その病院又は診療所の管理者において，その他の診療に関するもの
　は，その医師において，5年間これを保存しなければならない。

次に保険診療のもとでは，保険医療機関及び保険医療養担当規則（以下療養
担当規則）に規定があり，ここには次のような規定があります。

（診療録の記載）
第22条　保険医は，患者の診療を行つた場合には，遅滞なく，様式第1号又は
　これに準ずる様式の診療録に，当該診療に関し必要な事項を記載しなければ
　ならない。

つまり，（医師が業として）診療を行ったら，その事項を診療録に記さなけれ
ばならない義務が課せられているということです。しかし，法的な規定につい
ては，最低限のことであり，個々の診療行為についての記載方法等が条文では
明確にされているわけではなく，これが混乱や誤解を招いているのかもしれま
せん。

　一定の基準としては，医師法に関連して，医師法施行規則で記載事項が明確に
され，また，療養担当規則には，様式第1号があります。様式第1号は，（一）-
1がいわゆる表紙，（一）- 2が日々の経時記録，それから忘れられがちですが，
（一）- 3として診療報酬請求の根拠となる，いわゆる会計カードとなるべき様

35

式がセットにされています。特に（一）-3については、レセプトに直結するものとなっています。もっとも、医事会計のシステム化により、この（一）-3については、ほぼ日常業務では目にすることはないといってもよいかと思いますが、法律的には生きているので、レセプトと齟齬がないことが前提であることも忘れてはなりません。伝票を使っているということですが、基本は診療記録から伝票を起こすという流れがあるのが前提となります。もし、それも難しいということであれば、診療記録の様式をそのまま複写するなどして伝票として運用する方法も検討してみるとよいかもしれません。

Q 018 無診療投薬だと評価されないための診療録の記載

診療をせずに投薬を行うことは法律で禁止されていることは知っていますが、以前受診した医療機関では、「診察の方」、「薬のみの方」と、診察券を提出する受付窓口が異なっていました。これは違法でしょうが、当院の診療録を見ていても、医師によっては、処方内容の記載のみしか存在しないものがあり、それと同様のことがあるのかなと思ったりしています。それでなくても、疑われてもしようがないと思える診療録があることは事実です。そう思われないためにはどのような配慮が必要でしょうか。

まず、違法行為となることを確認しておきましょう。医師法にその規定がありますが、該当条文は以下の通りです。

> 第20条　医師は、自ら診察しないで治療をし、若しくは診断書若しくは処方せんを交付し、自ら出産に立ち会わないで出生証明書若しくは死産証書を交付し、又は自ら検案をしないで検案書を交付してはならない。但し、診療中の患者が受診後24時間以内に死亡した場合に交付する死亡診断書については、この限りでない。

とありますから、無診察の場合は、治療や処方せんの発行ができない、さらに、違反した場合には、以下の条文が適応されます。

第1章 診療記録の記載，管理方法，法的規定

第33条の2　次の各号のいずれかに該当する者は，50万円以下の罰金に処する。
　1　第6条第3項，第18条，第20条から第22条まで又は第24条の規定に違反した者
　（以下，略）

　ここでわかるように，第24条，すなわち，診療録の記載義務を果たさない場合もこの規定にあるような処罰の対象になります。診療記録には関わらないにしても，日常の業務として関わりそうな関連条項がありますので，1度，条文を確認してみるのもよいでしょう。

　次に，事実として診察がなく，医師法第20条に違反をした疑いありとして争議になった判例がありますのでこれを材料に検証してみましょう。結果的に違反でないとされた理由は何かを考えると，医師は診療録に何を記録すべきかが見えてきます。

＜例＞
　医師法第20条の規定から，患者を直接診療せずに投薬等を行うことは禁止されていますが，一定の条件を満たす場合に認められる場合があるというケースです。これは，千葉地裁で2000年6月30日に判決が出たものですが，家族の話を聞き，病識のない患者（統合失調症，妄想型）に投薬を行ったが，原告の訴えに対して，医師法違反ではないとしたものです。しかし，条件として，
　①患者を通院させるまでの一時的処置
　②相当の臨床経験のある精神科医が
　③家族の訴えを慎重に判断して
　④保護者的立場にある家族に副作用等のことを十分に説明して
　⑤特段の事情がないこと　等
　があり，すなわち，このような評価を得ることができた記録があった故に，本来は医師法で禁止されている無診察投薬もやむなしと認めさせたことでもあります。

　さて，その一方で，医師が診療録に記載しないといけない事項としては，医

師法施行規則に以下のような規定があります。

第23条　診療録の記載事項は，左の通りである。

1　診療を受けた者の住所，氏名，性別及び年齢

2　病名及び主要症状

3　治療方法（処方及び処置）

4　診療の年月日

　さらに，保険診療の場合，療養担当規則の様式第1号に準じた記載が求められているので，これらの記載事項があるということへの理解も必要です。ここでは主に投薬についての回答をしましたが，特に保険診療の場合，「Q17　診療記録とレセプトとの関係」の項も参考にしてください。

第2章

診療情報提供，診療記録開示，個人情報保護

退職した医師のカルテ閲覧

　退職した医師より当院の電子カルテを閲覧したいとの申し出があった場合，電子カルテを閲覧してもらってもよいのでしょうか。また，電子カルテ閲覧可能な場合は，目的により判断することは可能でしょうか。

①退職した医師より，認定医取得のため，昨年まで勤務していた当院で担当していた患者のサマリーを電子カルテより出力させてもらいたいとの申し出がありました。

②退職した医師より，当院での症例を学会報告することになったため，電子カルテを閲覧させてもらいたいとの連絡がありました。

③退職した医師が開業にあたり，患者の住所などを確認のため電子カルテを閲覧したいとの申し出がありました。また，当院退職後開業した医師が，紹介した患者の状況を知りたいので電子カルテを閲覧したいと申し出ています。

④退職した時点で，在職中に使用していた電子カルテIDは使用できない状態となっているため，閲覧可能とするためにはどのような手続きが必要でしょうか。

⑤電子カルテの閲覧のみを記載してしまいましたが，完全ペーパーレスでないため，紙の診療録についても閲覧が必要と考えられます。どのように閲覧記録を残すべきでしょうか。また，実際閲覧される際には，立ち会いなどを含めてどのような対応が必要でしょうか。紙の診療記録の場合，原本をコピーして渡してよいのでしょうか。

　その他，対応に際して実施すべきことはありますか。

A 　①退職後の認定医取得のためのサマリー提供については，臨床研修指定病院，認定教育施設の場合には協力しなければならないと考えます。その場合は，院内規定にて認定医取得のためのサマリー提供などを実施することを定めます。その手続き方法として，申請者本人の書類提出，院長あるいは担当診療科部長などの承認，出力を含む提供までのフローの細則を決定しておけば問題ないと考えます。また，臨床研修指定病院，認定教育施設にかかわらず，医療機関では，個人情報の利用目的を院内に掲示することが必要です。

②症例発表も同様に院内規定に則り,閲覧を許可することができます。学会発表においては,個人を特定できない状態にして報告する必要があります。ただし,特異的な症例で個人が特定できる場合には,患者の同意が必要になります。教育施設としての症例研究,認定医取得のための電子カルテの閲覧には協力する必要があります。

③退職した医師の開業のための個人情報は,利用目的外となり提供できないと回答すべきです。退職した医師が,紹介患者の情報を知りたい場合のカルテ閲覧は,開放型病床制度を利用する,または,主治医による報告を適時実施することにより,目的は達せられると考えます。

④電子カルテにおける院内規定として,退職した医師への対応を作成します。それは,電子カルテを閲覧する必要性を所定の申請書に記載し,院長などの承認・許可の後に,閲覧日のみ利用できるID・パスワードを発行するなど,詳細な規定を作成すれば問題ないと考えます。

⑤紙の診療記録の場合でも,退職者への診療記録の閲覧については電子カルテと同様,規定に則ります。閲覧申請書類,院長などの承認許可,閲覧年月日,閲覧目的,患者ID番号,診療科などの閲覧記録を残すことが必要です。また,閲覧される場合には,目的外利用をされないために立ち会いが必要でしょう。

原本のコピーについては,目的によって対応する必要があると考えます。

Q020 他院用画像の個人情報の取り扱い（CD/DVDの取り扱い）

紹介患者は,紹介元より紹介状と画像情報を持参することが多いものです。医師は,提供された紹介状と画像を診察時に確認後,入院された場合には,病棟に保管し,また,外来通院が継続的に必要な場合は,診察室で保管し必要な時にすぐに閲覧できるようにしています。この状態は診療情報が,統合的に管理できていないため,改善しなければなりません。

①他院から持参した画像情報（CD）については,どのように保管していますか。保管は,診療情報管理室で統合的に管理するべきであると考えますがいかがでしょうか。保管期間は,どのようにしていますか。また,確認が終われば廃棄していますか。

②CD画像は,取り込みを実施していますか。取り込みを実施している場合,

CD保管の必要性はありますか。

③CD取り込み画像は，開示の際に提供しているのでしょうか。

④紹介状と一緒に持ってきたCDを転院先に持って行きたいと申し出がありました。どのような対処が適切でしょうか。

A ①他院からの画像情報も大切な個人情報であり適切に管理することが必要です。そのため，他院からの紹介で入院した場合，入院中は病棟に保管され運用されていることは問題ありませんが，退院後にそのまま病棟に放置されていたり，医局に保管されることがないように，入院カルテと一緒に診療情報管理室で保管するなど，院内で取り決める必要があります。診療情報管理室などでの保管方法は，原本が必要な場合に貸し出しができるように管理すればよいと考えます。

②CD画像の取り込みは，病院により，システムの整備体制と人員体制によりすぐに対応できるかどうかはわかりませんが，画像情報を1カ所で取り込みそのまま保管すれば，院内で統一した保管が可能となります。ただし，規格が合わず取り込めない場合もありますので注意が必要です。取り込めない画像については，診療に必要な場合は貸し出すことがあるため，いつでも取り出せるように管理しておかなければなりません。

③取り込んだ画像については，元来，他院の所有物になりますので，当院での開示対象にはなりません。開示は自院の物のみになります。したがって，画像情報がすべてかどうかの確認のためにも，紹介元で開示の依頼をしてもらうべきであると考えます。

④紹介状と一緒に持ってきた画像情報を転院先に持っていきたいと連絡があれば，返却するべきです。なお，画像情報を取り込んでいる場合はそのまま返却すればよく，取り込んでいない，あるいは取り込めなかった画像については，当院でも確認できるようにコピーを作成し保管しておくのが望ましいでしょう。

第2章 診療情報提供，診療記録開示，個人情報保護

Q 021 捜査関係事項照会書

① 警察より，自宅で亡くなっていた方が当院の診察券を持っていたとのことで時間外受付に電話がありました。電話の内容は，「自殺かどうかわかりかねるため受診状況・既往歴・投薬内容などを確認したい」とのことでした。電話では回答できないこと，および捜査関係事項照会書を提示してもらわないと回答できないことを伝えましたが，至急検死をしなければならず回答が欲しいと言われて困りました。どのような対応をすべきでしょうか。

② 救急隊により搬送された患者の状況を確認するため，警察が来院しました。救急搬送されてきた患者が現在どのような状況であるか教えてほしいとのことです。この場合，「受付にて受診中」，「入院になった」などと回答すべきでしょうか。捜査関係事項照会書を提示してもらい，回答すべきでしょうか。

A ① 死者に関する情報は，個人情報保護法に規定する「個人情報」に該当しませんが，厚生労働省の「医療・介護関係事業者における個人情報の適切な取扱いのためのガイドライン」では，患者が死亡した後においても，死亡者の個人情報を保存している場合には，「個人情報と同等の安全管理措置を講ずるものとする」と規定されています。

しかし，警察からの問い合わせの場合，個人情報保護法第23条第1項の「法令に基づく場合」に該当し，遺族の同意患者本人の同意がなくても，情報を提供することができます。捜査関係事項照会については，下記に一部を示しますが，かなり厳密な運用を求められたものであり，法令に基づくものとなっています。

今回の場合，電話による問い合わせであり，相手が警察か確認できないため，即答することはできません。警察からの捜査関係事項照会書を提示してもらい病院より報告することが必要です。至急の返事が欲しい場合には，警官が捜査関係事項照会書を持って来院すべきです。

法的根拠として，個人情報保護法第23条第1項の「法令に基づく場合」は，刑事訴訟法第197条第2項による「捜査関係事項照会書の適正な運用について」（通達）が1999年12月7日に警察庁から発出されています。

1 捜査関係事項照会書に関する基本的な考え方

(1) 回答義務

　刑事訴訟法197条2項は,「捜査については,公務所又は公私の団体(以下「公務所等」という。)に照会して必要な事項の報告を求めることができる。」と規定している。

　本照会は,公務所等に報告義務を負わせるものであることから,当該公務所等は報告することが国の重大な利益を害する場合を除いては,当該照会に対する回答を拒否できないものと解される。また,同項に基づく報告については,国家公務員法等の守秘義務規定には抵触しないと解されている。しかし,回答を拒否した場合でも罰則の適用はなく,照会先である公務所等に対し,強制力をもって回答を求めることができないことから,回答に伴う業務負担等,相手方に配慮した照会に努めなければならない。

(2) 照会事項

　照会により報告を求めることができる事項は,捜査のため必要な事項一般であるが,これらの照会は,具体的な捜査に関して記録に基づき事実関係の報告を求めるものであって,照会を受けた側が新たに特別の調査を行う必要のある事項であるとか,特に専門的知識に基づく新たな判断を必要とするような事項にはなじまないので,

○中央官庁の所管する法令の抽象的一般的な解釈

○いまだ診断書が発行されていない段階において,公私の団体である病院又は診療所に対し,通院加療の必要日数

などについて報告を求めることはできない。

　また,本照会は,あくまで捜査のための必要事項の「報告」の要求であることから,直接帳簿,書類等(膳本を含む)の提出を求めることは本条を根拠としてはできない。ただし,公務所等が自発的に膳本等を提出して報告に代えることは何ら差し支えない。

②救急車で来院した患者が,受診中であることを回答することは,問題ありませんが,病状などを回答するのは受付ではできません。病状については,本人に同意を得て,本人同席のうえ,医師から回答してもらうことが適切です。

Q022 捜査関係事項照会書の保管

刑事訴訟法第197条第2項より，捜査関係事項照会書の報告を行った後，担当医より電子カルテに捜査関係事項照会書をスキャンしてほしいと依頼されました。スキャン保存しても問題ないでしょうか？

A 捜査関係事項照会書では，刑事訴訟法第197条第5項に基づき，みだりに照会事項を漏らさないよう求められていることから，内容については慎重に取り扱い，スキャン保存は避けることが望ましいです。想定されるリスクを下記に示します。
①患者本人が，捜査関係事項照会の内容を閲覧してしまう恐れがある。
②患者本人がカルテ開示を申請した場合，警察からの照会の事実や内容を知られるリスクがある。

参考として，捜査関係事項照会について定めた条文（一部抜粋）を記します。

刑事訴訟法
第197条　捜査については，その目的を達するため必要な取調をすることができる。但し，強制の処分は，この法律に特別の定のある場合でなければ，これをすることができない。
　2～4（略）
　5　第2項又は第3項の規定による求めを行う場合において，必要があるときは，みだりにこれらに関する事項を漏らさないよう求めることができる。

Q023 顧問弁護士のカルテ開示

①患者の顧問弁護士より患者から相談された案件の資料として，病院宛てにカルテの開示申請がありました（後述）。病院では，その弁護士は後見人などの法定代理人ではなかったため第三者と認識し，弁護士には開示対応できないため，患者より請求いただくよう依頼したところ，「患者および家族

は遠方であり申請できない。開示対応がなぜできないのか」と言われ困りました。どのようにすべきでしょうか。

②事故により受傷した患者の相手の弁護士より診療記録の開示申請がありました。相手方の弁護士は，第三者であり，本人の同意も得ていないとのことであり，開示対応できないと伝えると，どのような方法であれば開示できるのかと問われました。

弁護士会から同封されてきた書類には，下記のように記載されていました。
「この制度は，昭和26年の弁護士法改正により創設され，今日まで長きにわたり，弁護士が受任事件につき証拠を収集し，事実を調査するなど，その職務活動を円滑にすすめるために，必要不可欠なものとして，わが国の司法制度に定着してきたものです。この照会制度は，司法における事実発見と公正な裁判に寄与することを目的としており，優れて公共的なものであり，国民の基本的人権の擁護と社会主義の実現のため必要不可欠な制度です。
　本照会に対しては，法的に回答義務があります。拒否するにつき正当な理由がない限り，回答する義務があるということは，最高裁判所の判例で確定しております」。

A ①弁護士といえども，本人の同意がなければ開示できません。また，患者本人が死亡している場合は，本人の同意を得ることができません。そこで，弁護士法第23条の2に基づき，受任している事件に関して，所属する弁護士会を通じて依頼することができます。また，この場合は，個人情報保護法第23条第1項の「法令に基づく場合」に相当するため，本人の同意を得ず個人情報の提供を行うことができることになります。したがって，弁護士会より依頼いただきたいと回答するとスムーズに対応ができます。

　なお，「弁護士会から照会を受けた皆さまへ」ということでインターネット検索すると，日本弁護士連合会のWebサイトに弁護士会照会の説明，弁護士の照会権限，照会の手続き，弁護士会で照会するための審査，照会義務，個人情報保護との関係，回答方法，照会情報の管理などが記載されています。ぜひ確認してみてください。

　弁護士会より弁護士法第23条の2による照会が届いた場合は，院内で主治医・院長など，しかるべき報告順序に基づき報告する必要があります。依頼書と同時に依頼内容を記載された書類が届きますので内容確認のうえ，回答の準備をしなければなりません。回答は，該当の弁護士会に提供すれば問

第2章 診療情報提供，診療記録開示，個人情報保護

題ありません。

②事故の相手方の弁護士は，前述と同様に第三者であり，かつ本人に同意を得ていないため，提供できません。そのため，先方の判断になりますが，同様に弁護士法第23条の2による依頼が妥当であると考えます。

（報告の請求）

第23条の2　弁護士は，受任している事件について，所属弁護士会に対し，公務所又は公私の団体に照会して必要な事項の報告を求めることを申し出ることができる。申出があつた場合において，当該弁護士会は，その申出が適当でないと認めるときは，これを拒絶することができる。

2　弁護士会は，前項の規定による申出に基き，公務所又は公私の団体に照会して必要な事項の報告を求めることができる。

どのような状況であっても，可能な限り，本人もしくは弁護士などの代理人を通じて，患者本人の同意があるかどうか確認することを忘れてはなりません。

Q 024 カルテ開示手数料

先日カルテ開示に申請に来た患者は，複数の施設に開示手続きをしていました。患者は，施設によりカルテ開示手数料に相違があることに疑問を持っていました。開示手数料は，どのように決定すべきでしょうか。

また申請時に，開示手数料は複写代が主たるものであり，コンビニでコピーしたら1枚10円なのになぜ手数料20円となっているのかとクレームを言われることがあります。開示手数料として紙の診療録・電子カルテ・画像・その他特殊なものとして心臓カテーテル検査などの動画・手術内容の提示を求められた時に，手数料はどのようにすべきでしょうか。

印刷において，診療録上カラーで記載されたものは，カラー印刷で対応すべきでしょうか。また，その場合の費用はどうなりますか。

A カルテ開示手数料は，法的に決定されたものはありません。カルテ開示手数料は，申請を妨げるものであってはならないとなっており，個人

情報保護法第30条では実費を勘案して合理的と認められる範囲内であれば，手数料を徴収できることになっています。金額の決定は，電子カルテからの記録出力・紙カルテコピー・画像情報などにより院内で妥当な金額を決定することが必要です。その際には，周囲の病院のカルテ開示手数料を調査し，参考にすることもよいでしょう。

印刷は，カルテ上カラーであっても，印刷がカラーでなければならないとは規定されていません。カルテを開示した時に内容が読み取れるように印刷することが重要であると考えます。

また，閲覧を希望される場合には，重要な書類の閲覧を提供するという観点から，トラブル発生防止のためにも，立ち会いが必要であり，また，必要に応じて説明も必要となるでしょう。なお，費用については，複写し提供する場合と異なる設定をすることができます。

料金については，広く共通料金を設定している独立行政法人国立病院機構では，申請料と手数料に分割し，申請料が300円，手数料が1枚当たり10円とし，手数料は300円になるまで申請料に含まれるとされています。

 カルテ開示申請

① カルテ開示の申請と受け取りは，病院に来院のうえ実施してもらうようになっています。ところが，先日来院された患者は，遠方であり，受け取りに来るのは，困難であるとの申し出がありました。どのようにすべきでしょうか。
② カルテ開示申請の問い合わせがありました。すでに引っ越しており，開示申請および受け取りが難しいが，訴訟のため記録が必要であり協力してほしいとのことでした。どのように対応すべきでしょうか。
③ カルテ開示申請に来た方が本人でなく遺族でした。本人の委任状なども取得できません。この場合どのような手続きをとればよいでしょうか。
④ カルテ開示の申請書に必要な記載事項としてどのようなものがありますか。
⑤ カルテ開示申請では，受付時間を設定している場合，時間外に来院した患者にどのような対応をしていますか。
⑥ カルテ開示申請をした患者への対応者について教えてください。カルテ開示申請をする患者は，単に記録が必要な方もあれば，訴訟関係で弁護士よ

第2章 診療情報提供，診療記録開示，個人情報保護

り必要と言われた方もあり，さらに病院の治療行為に疑義があり申請する方などさまざまです。他施設では，総合受付対応・診療録管理室対応・開示専属対応など，何か決定されていますか。その基準がありますか。

以上，それぞれ個人情報保護を実施するうえで，大切なポイントを教えてください。

A ①開示は原則，病院に来院して，申請の際には開示申請者の身分証明と開示申請書を提出し，提供の際には内容確認をしてもらいます。しかし例外として，今回の事例のように受け取りに来ることができない場合は，開示申請の際に身分証明のコピーを提示していただき，送付先が身分証明書と同じ住所であれば郵送による提供でも問題ないと考えます。相違する場合，例えば依頼されている弁護士の住所であったりする場合には，第三者提供になるため，開示はできないと断ればよいでしょう。

　なお，送付にあたり費用を請求し，入金確認後に書留で送付すればよいと考えます。いずれにしても，以下の対応を含めて，個人情報の提供は積極的に行う姿勢から，適切な対応は必要ですが，情報提供を阻害しないように考えることが必要です。

②開示申請に来られないため電話で対応する場合は，診療記録開示申請書に所定の事項を記載してもらい，申請者が本人であれば身分証明のコピーを同封して送付してもらいます。本人以外の場合には，委任状が必要であることを説明し，同封してもらいます。送付されてきた書類で相手方に申請内容の確認を行います。代理人の場合は特に本人の確認を明確にとる必要があります。あとは①と同様です。

③患者が死亡している場合，個人情報保護法の対象となりません。しかし，厚生労働省の「医療・介護関係事業者における個人情報の適切な取扱いのためのガイドライン」では，「情報を保存している場合には，個人情報と同等の安全管理措置を講ずるものとする」とされています。また，同ガイドラインの「遺族への診療情報の提供の取扱い」の項においても，「『診療情報の提供等に関する指針』（「診療情報の提供等に関する指針の策定について」（2003年9月12日医政発第0912001号））の9において定められている取扱いに従って，医療・介護関係事業者は，同指針の規定により遺族に対して診療情報・介護関係の記録の提供を行うものとする。」とありますので，開示しな

ければなりません。通常の開示手続きをする必要があります。

④カルテ開示に必要な事項は以下の通りです。

　a　開示対象者の氏名，住所，生年月日，電話番号

　b　申請者の氏名，住所，電話番号，開示対象者との関係

　c　開示対象期間，開示内容（医師記録，看護記録，検査記録，手術記録，画像，リハビリ記録など）

　d　開示方法（医師の説明あり，コピーのみ，閲覧のみなど）

⑤受付対応時間は，原則的に決めておくべきです。ただし，施設により，総合受付が時間外，休日も対応できるのであれば必要ないかもしれません。

⑥カルテ開示申請の窓口および対応の者は，専任の担当者が望ましく，診療記録がどのように管理され，どのように提供できるかを理解し，カルテ開示申請者の開示要求に適切に対応できることが必要です。なお，病院に対するクレームが同時にあった場合，院内の担当者が設定されていれば，応援依頼し，カルテ開示とクレームと，分けて話を聞くことができるでしょう。

Q026　個人情報の第三者提供

①個人情報の提供は，本人への提供が原則であり，家族への提供をするには本人の同意が必要です。しかし，本人に判断能力がない場合に親族という方が来院し，本人の病状を教えてほしいと受付にて依頼されました。この場合説明してよいのでしょうか。また，親族以外の方で身の回りの世話をしている方が来院しました。身寄りのない患者の場合，説明してよいのでしょうか。

②救急隊が搬送してきた患者について患者名・生年月日・病名・外来・入院などについて回答してほしいと連絡がありました。回答してよいのでしょうか。

③労働基準局より，労災上の審査を実施するため診療記録の送付依頼がありました。回答してよいでしょうか。

④検察関係から患者の既往歴の確認が必要だという依頼が来た場合，回答してよいでしょうか。

⑤会社より健康診断で来院した方の結果については，会社に送付します。この場合，2次健康診断を受診してもらう必要がありますが，健康診断の結

第2章 診療情報提供，診療記録開示，個人情報保護

果を会社に提供してよいのでしょうか。

⑥DPCデータをDPCベンチマークシステムに反映させるためにシステム業者にDPCデータを送付していますが，業者にデータを渡すことは，第三者提供にあたり患者の同意が必要となるのでしょうか。

A 第三者提供においては，民間保険会社からの照会，職場からの照会，学校からの照会，マーケティングなどを目的とする会社からの照会，法令に基づく場合，人の生命，身体または財産の保護のために必要がある場合であって，本人の同意を得ることが困難である時あらかじめ本人の同意を得ていない場合がこの項に相当します。

行政機関による医療監視や裁判所の命令による利用，感染症予防等による情報提供は，法令に基づくためにかならずしも同意は必要としません（個人情報保護法第23条）。

さて，個別の例については，下記の通りです。

①本人に判断能力がない場合には，診療の遂行上の必要性，公益性が高い場合は，本人の同意なしに提供を行うことができると考えます。この場合でも，本人等の家族であること，現実に世話をしている親族および親族に準ずる者であることを確認したうえで，情報などの提供を行うことができると考えます。ただし判断能力の有無については，主治医，可能なら複数の医師の意見を聞いて判断する必要があるでしょう。

なお，「診療情報の提供等に関する指針の策定について」（医政発第0912001号）では，次のように定めています（抜粋）。

・患者が未成年者等で判断能力がない場合には，診療中の診療情報の提供は親権者等に対してなされなければならない。
・診療記録の開示を求めることができる者として，患者が成人で判断能力に疑義がある場合は，現実に患者の世話をしている親族及びこれに準ずる者。

また，厚生労働省の「医療・介護関係事業者における個人情報の適切な取扱いのためのガイダンス」の「家族等への病状説明」の項でも，意識不明患者の病状や重度の認知症の高齢者の状況を家族等に説明する場合は，本人の同意を得ずに第三者提供できる場合と考えられるとしています。

なお,「本人の意識が回復した際には,速やかに,提供及び取得した個人情報の内容とその相手について本人に説明するとともに,本人からの申出があった場合,取得した個人情報の内容訂正等,病状の説明を行う家族等の対象者の変更等を行う。」とされています。

② 救急搬入された患者の傷病名の回答は,救急救助業務実施状況等の報告に資する活動記録を作成する場合には,「個人情報保護法」第23条1項4号の「本人の同意を得ることにより当該事務の遂行に支障を及ぼすおそれがあるとき」に該当するため,本人の同意を要せず,医師により回答できると判断します。

③④ 労働基準局,検察庁からの依頼については,個人情報保護法にて「法令に基づく場合」に該当し,回答しても問題ありません。

⑤ 健康診断の回答については,医療機関は,労働安全衛生法,健康保険法等により,事業者または保険者が行う健康診断等を受託した場合は,個人情報保護法第23条第1項1号の「法令に基づく場合」に該当するため,本人の同意が得られていることになります。なお,2次健診については,受診が必要な方のリストを提供し,健康管理に努める必要があります。

⑥ DPCベンチマークシステムに反映するためにデータ提供することは,ベンチマーキングシステムにデータを反映させるための業務を委任していると解し第三者提供にあたらないと考えます。ただし,目的外利用しないことを業務契約などに規定し,締結しておかなければなりません。

　DPCデータを例とする第三者提供する場合のチェックリストを次に示します。

第三者提供する場合

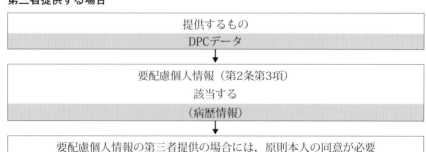

第三者提供の例外，非該当の場合同意なく情報提供が可能

第三者提供の例外（第23条の1）

下記の場合は，同意を得る必要がない

①法令に基づく場合

②人の生命，身体又は財産の保護のために必要がある場合であって，本人の同意を得ることが困難なとき

③公衆衛生の向上又は児童の健全な育成の推進のために特に必要がある場合であって，本人の同意を得ることが困難なとき

④国の機関若しくは地方公共団体又はその委託を受けた者が法令の定める事務を遂行するに対して協力する必要がある場合であって，本人の同意を得ることにより，当該事務の遂行に支障を及ぼすおそれがあるとき

第三者に該当しない場合（第23条の5）

他の事業者等への情報提供であるが，第三者に該当しない場合

①検査等の業務を委託する場合

②外部監査機関への情報提供

③個人データを特定の者との間で共同して利用するとして，あらかじめ本人に通知等している場合

④同一事業所内における情報提供

委託の場合

①適切な委託先の選定，委託契約の締結，委託先における個人データ取扱状況の把握など必要

②当該医療・介護関係事業者において委託している業務の内容，委託先事業者，委託先事業者との間での個人情報の取扱いに関する取り決めの内容について公開することが考えられる

学術団体等に該当すれば，情報提供可能

学術研究を目的とするもの（第76条）
個人情報取扱事業者等のうち次の各号に掲げる者については，その個人情報を取り扱う目的の全部または，一部がそれぞれの当該各号に規定する目的であるときは，第4章の規定は，適用しない
大学その他の学術研究を目的とする機関もしくは団体又はそれらに属する者　学術研究の用に供する目的

学術　人文・社会科学及び自然科学並びにそれらの応用の研究であり，あらゆる学問分野における研究活動およびその所産としての知識・方法の体系をいい，具体的活動としての学術研究としては，新しい知識やその応用法の体系化，先端的な学問領域の開拓など

大学その他の学術研究を目的とする機関もしくは団体
私立大学，公益法人等の研究所等の学術研究を主たる目的として活動する機関や学会

それらに属する者
私立大学の教員，公益法人等の研究所の研究員，学会の会員

民間団体付属の研究機関等における研究活動
当該機関が学術研究を主たる目的とするものであって，当該活動が学術研究の用に供する目的である場合には，法第76条第1項第3号により，法第4章の規定は適用されない。

 電子カルテの設置場所

①電子カルテは，病院業務においてなくてはならないものであり，院内のさまざまな場所で使用されています。設置場所は，総合受付，診察室・病棟・各検査室・医局・診療情報管理室・その他さまざまです。総合受付・検査受付などでは，受付カウンターの横に置いて業務をしなければ患者対応もできないため，受付画面が患者より複数の患者情報が見える環境となって

第2章 診療情報提供，診療記録開示，個人情報保護

困っています。どのような対策があるでしょうか。

②電子カルテを院内無線LANで対応し，患者のベッドサイドに電子カルテ端末を運び看護記録関係を運用しています。設置場所を移動する形式ですが問題はありますか？

③診察室に電子カルテが設置されています。画面は患者から見えます。本人分のカルテは，見えてよいでしょうか。

A ①受付などにおいては，患者情報が見えない配置に変更してください。ただし，施設により，スペースの都合上，端末が患者より一部見える位置にある場合，画面にフィルターをかけると正面からしか見えないようになります。携帯電話ののぞき見防止フィルムと一緒です。

②無線LANによる電子カルテ端末を利用することに問題はありません。電子カルテをどのように運用するかが重要です。院内の電子カルテ運用規定の中に，端末の利用方法についての注意事項を入れておくとよいと考えます。可動式のため，病室内に持ち込み入力するのであれば，患者から電子カルテが閲覧可能となります。また，患者から呼ばれて電子カルテから離れる際に電子カルテ画面を閉じればよいのですが，そのままであればどうぞ見てくださいという状態です。そのほか，病棟詰め所に電子カルテ端末を一時的に保管する場合も患者から見えないようにしなければならないと考えます。

③診察室で，患者が自分のカルテが見える，またはカルテを閲覧しながら説明を受けるのは，医師の判断によるものであって，診療情報提供の範囲で問題ないと考えます。通常，医師の義務として「説明義務」があるので，見せながら説明をすることは望ましいことだと考えます。

Q 028 実習受け入れ時の対応

診療情報管理の業務を実習する場合には，院内の個人情報を利用しなければなりません。そこで，対応方法としてどのようなことが必要でしょうか。

①病院と実習生の学校との取り決め。

②病院担当者は，実習にあたり事前にどのような注意を検討すべきでしょうか。

③実習生初日に個人情報の取り扱いについてどのような説明をすべきでしょ

うか。

④病院担当者は，実習中にどのような指導をすべきでしょうか。

⑤実習にあたり電子カルテ・医事端末を使用する場合どのようなことに対応し利用可能とすべきでしょうか。

⑥実習後の報告にあたり，現場の資料がほしいと申請された場合どのような対応をすべきでしょうか。

⑦患者名の中に有名な方がいて，実習生がカルテ内容を閲覧してしまいました。どのような対処が必要でしょうか。

⑧紙カルテ，電子カルテなどは，個人情報保護の観点から閲覧しないで実習する方がよいでしょうか。

A ①病院での実習は，診療記録の量的点検・貸出処理・スキャナー処理・DPC調査・がん登録・統計処理等を履修します。

この場合には，個人情報を利用しなければ実習はできません。そのため，学校は，病院情報の守秘義務と個人情報の誓約書を病院に提出します。

②⑦⑧受け入れる現場では，実習を始める前に個人情報の取り扱いについて説明する必要があります。個人情報を漏らしてはならないこと，すなわち守秘義務があること，デスクワーク時に離席する際には，書類を机上に置いたままにせず収納すること，または，少しだけの離席の場合，個人情報が見えないように裏返すなどの配慮を実施しなければならないことなどの説明をして実習指導にあたることが必要です。

③④上記②のほか，実習中もカルテ・電子カルテの利用で注意すべき点があれば適宜指導しましょう。

⑤実習時に医事システム・電子カルテなどを利用する場合は，閲覧機能のみに設定し，アクセスログを出力できるようにします。学生にもアクセスログが記録されることを説明しておきます。

⑥実習後に学校で報告会時に説明する資料として実習時の資料を持って帰りたいという申し出があれば，診療記録の記載のない用紙を提供すれば問題ありません。なお，報告会でも個人を特定できないように報告するよう指導しておくことが必要です。

第2章 診療情報提供，診療記録開示，個人情報保護

Q 029 病診連携による個人情報の取り扱い

　紹介患者は，診療情報提供書・検査結果・画像などを持参し来院します。この情報は，どのように管理すべきでしょうか。また，来院された情報，入院された情報，退院された情報などを紹介元へ報告する場合，患者の同意が必要ですか。また，逆紹介時の際に診療情報の提供をする時の個人情報に関する注意事項としてどのようなものがあるでしょうか。

　近隣の大学病院より当院の患者が受診し入院したため，患者情報を提供してほしいという連絡がありました。どのように対応すべきでしょうか。

A　紹介元医療機関に対する患者への医療のために必要な情報提供は，厚生労働省の「医療・介護関係事業者における個人情報の適切な取り扱いのためのガイドライン」に下記のように記載されており，院内掲示により本人の黙示的同意を得るようにします。ただし，情報提供する場合には，安全管理措置の徹底が必要です。

---

(3) 本人の同意が得られていると考えられる場合

　医療機関の受付等で診療を希望する患者は，傷病の回復などを目的としている。一方，医療機関等は，患者の傷病の回復等を目的として，より適切な医療が提供できるよう治療に取り組むとともに，必要に応じて他の医療機関と連携を図ったり，当該傷病を専門とする他の医療機関の医師等に指導，助言等を求めることも日常的に行われる。また，その費用を公的医療保険に請求する場合等，患者の傷病の回復等そのものが目的ではないが，医療の提供には必要な利用目的として提供する場合もある。このため，第三者への情報の提供のうち，患者の傷病の回復等を含めた患者への医療の提供に必要であり，かつ，個人情報の利用目的として院内掲示等により明示されている場合は，原則として黙示による同意が得られるものと考えられる。

　なお，傷病の内容によっては，患者の傷病の回復等を目的とした場合であっても，個人データを第三者提供する場合は，あらかじめ本人の明確な同意を得るよう求めがある場合も考えられ，その場合，医療機関等は，本人の意思に応じた対応を行う必要がある。

①患者への医療の提供のために通常必要な範囲の利用目的について，院内掲示等で公表しておくことによりあらかじめ包括的な同意を得る場合

　医療機関の受付等で診療を希望する患者から個人情報を取得した場合，それらが患者自身の医療サービスの提供のために利用されることは明らかである。このため院内掲示等により公表して，患者に提供する医療サービスに関する利用目的について患者から明示的に留保の意思表示がなければ，患者の黙示による同意があったものと考えられる。

　また，
　（ア）患者への医療の提供のため，他の医療機関等との連携を図ること
　（イ）患者への医療の提供のため，外部の医師等の意見・助言を求めること
　（ウ）患者への医療の提供のため，他の医療機関等からの照会があった場合にこれに応じること
　（エ）患者への医療の提供に際して，家族等への病状の説明を行うこと
　等が利用目的として特定されている場合は，これらについても患者の同意があったものと考えられる。

　そのほかにも，保険医療機関および保険医療養担当規則において，診療上の必要性に応じて患者の診療情報提供が義務づけられています。併せて確認しておきましょう。

民間保険会社からの照会時の同意書の有効性

　先日，保険会社から電話にて，患者のフィルムの提供を依頼されました。第三者である保険会社に提供できないことを申し上げると，同意書を取得していると言われ，他の施設では対応してもらえるのに，なぜ，あなたの施設では対応できないのかと言われました。本人の同意書があれば対応してよいのでしょうか。

　また，保険会社の方が患者の同意書を持参し，保険審査上必要とのことで画像の提供を求められましたが，同意書を持参していれば開示してよいのでしょうか。

第2章 診療情報提供，診療記録開示，個人情報保護

A 　保険会社に診療情報を提供することは，個人情報の第三者提供に当たります。したがって，医師にとっても医療機関にとっても，基本的に診療情報の提供はしないというのがルールです。医師法により診断書の作成義務はありますが，あくまでもその対象は患者であって第三者ではありません。つまり，保険会社に情報提供をする義務はありません。患者の「同意」ではなく，もし，「依頼」があれば，任意で応じることも考えられますが，その場合であっても，通常は，言った言わないのトラブル防止の観点から，慎重に取り扱う必要があり，可能な限り文書でもって回答するなどの配慮が求められます。

　もし，病院の責任に応じて，さらなる情報提供が必要となった場合（診断書が十分に説明をしていないなど），何らかの説明のために面談の必要があり，第三者提供を行う際には，本人が同意書を提出していても，医療機関が，さらに本人に確認する必要があります。これは，同意後に意思が変わっていないか確認するためです。

　実際，患者が保険会社に提出している同意書の日付を確認すると1年以上経過しているものもあり，患者の意思が変更されていないか判断しかねるものもあります。そのため，再度確認しておくことは，患者とのトラブル防止に必須です。特に保険金の受給など，金銭に関することは大きなトラブルに発展する可能性もあるので，面談ではなく文書できちんと記録を残すことが適正な方法だと考えます。

ホームページ・病院機関誌に職員・患者の写真掲載

　先日，以下の訴えが患者のご家族からありました。病院の行事に参加し，写真を撮られたが，その後，病院のパンフレットとホームページにその写真が無断で利用されていたということです。

　患者からすると，個人的な行事の記念として撮っていただいたものであり，パンフレットとホームページに掲載することについては何も連絡がなく，いつの間にか使用されていたということでした。また，病院発行の情報誌には患者がデイケアをしている姿が掲載されていたということでした。

　このように，病院側は無断で患者の写真などを病院の広報のために利用できるのでしょうか。

A 　個人情報取扱事業者は，特定した利用目的の達成に必要な範囲内で個人情報を取得し，利用しなければなりません。特定した利用目的の達成に必要な範囲を超えて個人情報を利用する場合は，あらかじめ下記に示す事項またはそれと同等以上の内容の事項を本人に通知し，本人の同意を得なければなりません。
　①事業者の氏名または名称，個人情報保護管理者の氏名または職名，所属連絡先
　②利用目的
　③個人情報を第三者に提供することが予定される場合の事項
　　第三者に提供する目的
　　提供する個人情報の項目
　　提供の手段または方法
　　当該情報の提供を受ける者または提供を受ける者の組織の種類および属性
　　個人情報の取り扱いに関する契約がある場合は，その旨
　④個人情報の取り扱いの委託を行うことが予定される場合には，その旨

　ただし，①法令に基づく場合，②人の生命，身体または財産の保護のために必要がある場合であって，本人の同意を得ることが困難であるとき，③公衆衛生の向上または児童の健全な育成の推進のために特に必要がある場合であって，本人の同意を得ることが困難であるとき，④国の機関もしくは地方公共団体またはその委託を受けた者が法令の定める事務を遂行することに対して協力する必要がある場合であって，本人の同意を得ることによって当該事務の遂行に支障を及ぼすおそれがあるとき，となっています。
　ホームページなどへの写真の掲載は，通常の業務で想定される利用目的ではないため，上記の内容を提示し同意を得ることが必要です。

個人情報保護事業者としての義務を果たすための取り組み体制

①個人情報の院内での取り組みとして，病院内に個人情報保護方針を掲示していますが，具体的には，各部署で個人情報が漏れないようにする取り組みを実施するように言われているのみであり，そのほかに実施していることはありません。病院全体として取り組みが必要と思いますが，まず自部

署からでもできることはどのようなことがありますか。

②また，病院全体として取り組むべきものとして院内で担当役割など，どのようなものが必要でしょうか。職員の教育は，どのようにすべきでしょうか。

③自部署でのハード面・ソフト面として必要な行為は，どのようなものでしょうか。

A ①院内にどのような個人情報が管理されているかを把握するために個人情報管理台帳を作成することが必要です。項目としては，下記のものがあります。

個人情報の名称・利用目的・入手方法・保管場所・保管形態・保管期間・廃棄方法・書類に含まれているものの有無（氏名・生年月日・住所など）・個人情報漏えい対策方法などが挙げられます。個人情報の名称には，電子カルテ・紙の診療記録・医事システム・診療情報管理システム・がん登録システム・DPC調査データ・DPC分析システム・カルテ貸し出しリスト・退院管理台帳・開示申請書など多数あり，整理することが必要です。

内部監査は，ISOなどを取り入れている施設であれば理解しやすいと思いますが，各部署が適切に個人情報保護管理できているか監査するものです。残存リスクチェックは，各部署で日々，個人情報を机上に置いたまま帰宅しないように最後に帰宅する人が確認するものです。

②組織体制は，個人情報管理責任者・相談窓口・教育担当者などが必要で，各部門の責任者などで構成するのが望ましいです。

個人情報保護を適切に運用するためには，全職員の理解と協力が必要です。そのため，教育研修を適宜行うことが必要となります。全職員の理解が必要であり，研修会・e-ラーニングなどの実施と，確認テストにより教育効果を確認するとよいでしょう。その他，個人情報保護関係のニュースを配信し，安全管理に認識してもらうことが必要でしょう。例えば，USBメモリの取り扱い，ツイッターでのつぶやきなどのニュースについての注意事項を配信するなどです。また，教育研修は，病院内で1回開催したら終了ではなく，継続して行う必要があります。なぜなら，医師・看護師等は退職することが多く，採用の都度，行う必要があります。

③電子カルテを利用されているのであれば，ログインやスクリーンセーバーのパスワード変更日数は，設定する必要があるでしょう。医療情報システム安全ガイドラインでは，60日となっています。変更するのが煩わしいと言わ

れることもあるでしょうが，病院の決定事項，ガイドライン通りであることで説明し，理解してもらいましょう。適正に運用されていなければ医療監視や厚生労働省の指導でも指摘されます。

また，スクリーンセーバーは，何分経過すれば起動するか，全病院的に管理が必要です。各端末ごとに変更できるようであれば定期的にチェックすることも必要ですが，それよりも全病院的な管理を適正に行うべきです。

個人情報の提供に一部同意しない患者への対応

患者が個人情報の提供に一部同意しない場合の対応について教えてください。

患者より診察申し込み時に住所の記載を拒否されました。どのように対応すればよろしいでしょうか。

個人情報を取得するには，その目的をできる限り特定しなければなりません。その目的は，患者などの診療や説明，ほかの医療機関へ患者を紹介する場合，診療報酬請求事務，医療機関の経営・運営のためのデータ，臨床研究，臨床治験，臨床研修，がん登録，保健所など公的機関に対する報告，裁判所からの問い合わせなどがあります。これらの目的を提示し，同意していただくことが必要です。同意をしてもらうことができなければ診療行為に支障が出る場合があることを説明しなければなりません。

実際，初診時に一部同意されない場合に，診療行為時にその都度確認することは，非常に難しいです。

今回は，住所の提供を拒否された場合，病院として医師法施行規則第23条の規定により登録する必要があることを説明しなければなりません。

院内の清掃業者・給食業者・検査関係業者の個人情報への取り扱い

①院内の清掃業者は，各現場や病室にも入り作業をします。いろいろなところで個人情報を見る機会があり，聞こえてきたりもするでしょう。どのように対応すべきでしょうか。

第2章 診療情報提供，診療記録開示，個人情報保護

②給食業者は，疾患に応じて食事を提供します。給食業者にどのような教育が必要ですか？

③検査業者は，回収した採血管を各現場より患者名が見えないように配慮していますか？　検査後の採血管は，どのように廃棄していますか。業者への教育は，どのようにすべきでしょうか。

A 委託業者の場合であっても個人情報保護に努めなければなりません。そのため，委託業者と契約する際には委託先選定基準として下記のものがあります。

①個人情報保護方針を制定しているか

②個人情報保護に関する責任者および情報システム管理者を選任しているか

③委託された個人情報の取り扱い手順，安全管理が明文化されているか

④就業規則で守秘義務を定めているか

⑤退職後も守秘義務を課しているか

⑥個人情報保護に関する研修を定期的に行っているか

⑦情報システムのセキュリティ仕様を明示でき，その内容が十分であるか

これらの項目をまず確認してください。

さらに契約内容には，下記のものを加えます。

①個人情報の適切な取り扱いに関する内容を加える

②受託者が再委託を実施する場合には，再委託先が適切な業者であることを確認できる書類の提示が必要である

③定期的に適切に取り扱っていることを確認する

確認する内容としては，個人情報保護方針が明確であるか，従業員教育ができているか，個人情報保護に関する規定があるか，個人情報の保管方法，保管場所，保管期限を定めているか，廃棄方法が定められているか，廃棄のマニフェストがあるか，個人情報保管場所の入退室管理がされているか，などを確認すれば問題ありません。

給食業者・検査業者についても業者管理で個人情報保護教育を行ってもらい，指摘事項があれば注意すべきでしょう。また，院内で教育研修の機会があれば，参加してもらうようにすればいかがでしょうか。

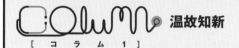

温故知新

　冒頭から個人的な話で恐縮だが，人事異動で教員研究室を変わることになり，書籍や書類を移動させることになった。利用済みとなった資料などの断捨離は大きな課題であり，併せて資料整理の千載一遇のチャンスでもある。その作業のさなか，1990年6月発行の「九州国立病院療養所診療録管理と医療情報に関する研究会」の機関誌を発掘したので，内容について少し触れてみたい。

　現在の診療情報管理士は，ものとしての診療録管理から情報としての診療情報管理へという時代に対応して教育カリキュラムの見直しと同時に名称変更が行われていることはご承知と思う。前述の機関誌の冒頭で，発刊に寄せて，当時の厚生省九州地方医務局長（現在の地方厚生局長）の小畑美知夫先生が診療情報管理を語っておられる。そこでは，「診療録管理の重要性と，しかし国立病院では動きが遅く，さらに医療情報の宝庫といわれる診療録の適切な管理とその活用が不十分」だと指摘している。今においても，この大変重要な示唆は多くの診療情報管理士に響くのではないか。はっきりいうと，国立病院（現在の国立病院機構の病院）に限らず，今も変わらない状況にある病院も多々あるのではないか。また，すでに診療情報管理士は3万人を大きく超えるほどの勢力になったものの，この隆盛は明らかに2000年前後のいわゆるカルテ開示の議論，1998年からの日本版DRGの試行的導入から2003年のDPC制度導入や個人情報保護に関する法律の施行が大きな影響を与えている。小畑先生のコメントはそれよりも10年以上前の話であり，すでに厳しい指摘がなされていたということである。しかし，診療情報管理士のブレークという過去，その時，本質的な問題意識は十分であったのかというと疑問もある。もっとも，診療情報管理士の隆盛がカルテ開示，DPCの影響調査や診療報酬制度がきっかけとはいえ改善されたのだから小畑先生の危惧は多少とも解消され，理由はどうあれ結果オーライともいえる。その一方で，最近はカルテ開示も当たり前，DPC（データ提出加算届け出も）も当たり前になってきて，1990～2000年頃の激動の時代を体験したベテランや今では管理職となった方々から，産みの苦しみを知らない故に問題意識や改善意欲を持ちにくいという指摘を聞く。つまり，今の制度に至るまでに多くの紆余曲折や問題改善があったものの，今からその意図を知ることは初学者，初心者には大変難しく，よくわからないまま流されているのではないか，と。もちろん，そのためには生涯教育が重要ではあるが，すべての経験を未来に伝えることは不可能である。本書では，大変古い法律の解釈や疑義解釈などが紹介されているが，ここから古くてしかし新しい知識や経験を少しでも学び取り，現世代が次の世代へ，さらに未来に伝えてくれたらと願う。まさに温故知新である。

（阿南　誠）

第 3 章

ICD，処置手術，その他コーディング

Q 035 ICD-10コーディングに必要な知識と診療記録の読み方

ICD-10コーディングは，辞書のように簡単に引けません。疾病の正確で迅速なコーディングの手法に必要な知識について教えてください。

また，診療記録を確認するに際しての大事なこと，注意点はどのようなことでしょう？

A ICD-10コーディングに必要な知識について述べます。

まずICD-10分類の基本構造と基本原則を理解し，各章の特徴，分類に際しての注意事項について知り学習することです。次に，分類構造の特別なグループの章と解剖学的系統別疾患の章を理解することです。ICD-10は診断および健康状態に関連した内容，外因に使用される章と病態の診断ではないが保健ケアに関する内容の章の2グループで構成されています。

1）基本構造

全身症	第Ⅰ章－Ⅳ章
解剖学的系統別疾患	第Ⅴ章－ⅩⅣ章
分娩・奇形・新生児疾患	第ⅩⅤ章－ⅩⅦ章
症状・徴候	第ⅩⅧ章
傷害・外因	第ⅩⅨ章
傷病の外因	第ⅩⅩ章
保健サービス	第ⅩⅪ章
特殊目的用	第ⅩⅫ章
新生物の形態	M

2）ICD-10の基本体系の表示は，1桁にアルファベット大文字で特定の章を示し，これに続く2桁，3桁は数字で主にその疾患の部位を示し，計3桁（英数字）が同種類のものを表す中間分類です。さらに，詳細な部位あるいは原因を示すために，詳細な情報を示す4桁分類および任意の5桁細分類を用いる疾患があります。なお，日本独自で，一部の項目にアルファベット小文字「a，b，c，d」を追加し詳細な情報を示しています。

3）索引表の第Ⅰ編は，第Ⅰ章～第ⅩⅨ章に分類される疾病，症候群，病理学的病態，損傷，徴候，その他の問題，保健サービス受療などの索引に用います。

第Ⅱ編は，損傷・傷病の原因である事故や暴力行為の手段，状況などの索

第3章 ICD，処置手術，その他コーディング

引に用います。

　第Ⅲ編は，中毒その他の有害作用を引き起こした原因の薬物あるいは化学物質の索引に用います。

4）索引表は，アルファベット，数字，カタカナ，ひらがな，漢字の50音順で表示されています。完全な50音順ではなく，頭文字1文字で静音濁音の順で配列，漢字は音読みになっています。各ページ左右縦書に記載されている1文字は，検索する傷病名の頭文字が記載されています。

5）傷病名の基本構成である病態，部位，修飾語に区分し，索引にします。

　①索引表は，通常第1次索引項は疾病や損傷の疾患名，または病理学的病態名を中心に講成されて，1番左に太文字で表示されています。

　②第2次索引項以降は，例外を除き病型・解剖学的部位，またはコーディングに影響を与える状況などの修飾語を示し，第1次索引項より1字分下げられて表示されています。

　③第3次索引項は，第2次索引項の部位を修飾し，さらに1字分下げられて示されています。

6）索引する疾患の表示すべてが字下げで確認できれば，最後の表示に付与されているコードを選択します。なお，字下げが表示の途中での終了であれば，その表示に付与されているコードを選択します。字下げの中には，詳細に明示された項目でのコーディングができずに，明示されたもの・部位などの項目が設けられている場合があるため，内容例示でそのコードを確認し，適切なコードを選択し直します。

　詳細不明「.9」およびその他明示された○○○「.8」については，内容例示で必ずそのコードを確認し，適切なコードを選択し直します。

7）特定の分類項目によっては，性，年齢，期間などの制限のある疾患があり，索引時に注意が必要です。

8）病態または損傷発生から1年以上活動期にない病態であることを表示した続発・後遺症の分類項に注意しましょう。陳旧性○○○の陳旧性は，続発・後遺症を索引軸にします。

9）剣印（†）および星印（＊）で使用される病態は，両者のコーディングを行い，記載は剣印・星印の順に記載します。

10）疑い病態，症状についての疑診は，確診で扱います。異常所見，病気でない状態については，Z03.-（疾病および病態の疑いに対する医学的観察および評価）は，最終的に否定され疑いが除外された場合に用います。

11）多発病態がある場合は，分類項目の「多発……」を優先し，個々の病態を追加コードします。

12）外因による損傷，その他の病態については，第Ⅰ編の病態の性質および第Ⅱ編の外因の状況の両者をコードします。

13）急性および慢性の病態で，複合項目でない独立した項目がある場合は，急性病態を優先します。

14）外科，その他の処置などの病態および合併症については，索引表における限定語や修飾語を参照し，正しいコーディングをします。

15）新生物（腫瘍）の形態については，ICD-10（2003年版）では，新生物のICD-O第2版に準拠したものであり，第3版と異なる部分が多く，がん登録では，①局在コード，②形態コードの2つの体系を分類・表現するICD-O-3を用いて分類します。

なお，ICD-10（2013年版）には新生物の形態は掲載されていません。

16）ICD-10は，1対1の傷病名の辞書ではなく，傷病名のより適切なグループ化，カテゴリーに分類する1対nの多軸構造分類リストであることを忘れないようにしましょう！

参考　ICD-10（2013年版）の構造

第Ⅰ章　感染症及び寄生虫症（A00－B99）

第Ⅱ章　新生物〈腫瘍〉（C00－D48）

第Ⅲ章　血液及び造血器の疾患並びに免疫機構の障害（D50－D89）

第Ⅳ章　内分泌，栄養及び代謝疾患（E00－E90）

第Ⅴ章　精神及び行動の障害（F00－F99）

第Ⅵ章　神経系の疾患（G00－G99）

第Ⅶ章　眼及び付属器の疾患（H00－H59）

第Ⅷ章　耳及び乳様突起の疾患（H60－H95）

第Ⅸ章　循環器系の疾患（I00－I99）

第Ⅹ章　呼吸器系の疾患（J00－J99）

第ⅩⅠ章　消化器系の疾患（K00－K93）

第ⅩⅡ章　皮膚及び皮下組織の疾患（L00－L99）

第ⅩⅢ章　筋骨格系及び結合組織の疾患（M00－M99）

第ⅩⅣ章　腎尿路生殖器系の疾患（N00－N99）

第ⅩⅤ章　妊娠，分娩及び産じょく〈褥〉（O00－O99）

第ⅩⅥ章	周産期に発生した病態（P00 － P69）
第ⅩⅦ章	先天奇形，変形及び染色体異常（Q00 － Q99）
第ⅩⅧ章	症状，徴候及び異常臨床所見・異常検査所見で他に分類されないもの（R00 － R99）
第ⅩⅨ章	損傷，中毒及びその他の外因の影響（S00 － T98）
第ⅩⅩ章	傷病及び死亡の外因（V01 － Y98）
第ⅩⅪ章	健康状態に影響を及ぼす要因及び保健サービスの利用（Z00 － Z99）

　次に，診療記録の読み方について述べます。診療録を日本診療情報管理学会の「診療録記録指針」4.診療記録の構成と記録すべき事項に則って，各自院で診療記録についての編綴順チェックリストを作成して，項目内容記載の有無，記載内容の不備を確認しながら，特に必要な記載について目を通します。そのためには，記載マニュアル作成，診療記録の記載方法を統一することが必要です。

　できれば経過記録は，問題指向型診療記録（POMR）を使用したS（Subject：患者が直接提供する主観的情報），O（Object：医師や看護師が取り出す客観的情報），A（Assessment：医師や看護師の判断），P（Plan：診断，治療方針，患者教育）での記載が望ましいです。

　患者のケアを中心に患者の経過記録に系統的に記録するフォーカスチャーティング（Focus Charting）での看護師の記録は，D（Data：患者の状態やニードに関連した情報），A(Action：看護者が実行した行動・ケアの内容），R（Response：患者の反応についての経過記録）をSOAPと併用している医療機関が多数あり，従来の診療録，電子カルテにおいて用いられています。

　入院目的，具体的内容，主訴，現病歴（併存症），傷病名，入院前検査，入院後検査，主たる治療についての記載内容については，事実を正確に記載し，記載者の責任が明確にされていることに注意して監査します。診療記録は開示請求の対象となる公的文書であることを踏まえ，記録開示に耐え得る記載が原則になります。

　また，診療記録の用語の定義，その意味や使用について理解することが重要です。病院管理学の創始者と言われるDr. Malcom T. MacEachenの6つの価値＋日本独自の医療保険上の価値を念頭に，記録から医療の質を評価することができるよう診療録を読みましょう。

1) 入院時の記載事項について
　①患者基本情報（患者氏名，性別，生年月日，住所，ID番号，保険情報など）
　②入院経路情報（外来，救急，紹介など）
　③主訴，現病歴，既往歴，家族歴，生活歴
　④紹介の有無，紹介状で提供された診療情報
　⑤現症，理学的所見など
　⑥精神，心理的状況，社会的状況など
　⑦入院時診断名，医療上の問題点（プロブレム）など
　⑧入院診療計画と入院時指示（入院診療計画の作成，説明と同意，入院時の指示）
　⑨特記事項（禁忌薬剤，アレルギー，感染情報，血液型などの所定事項）
　⑩入院時の文書・書類の整備（入院同意書，DPC説明書，紹介元からの診療情報提供書など）
2) 経過記録の記載事項について
　①回診時および診察所見の記載内容
　②指示（処方，検査，食事，注射，処置など）の記載
　③検査結果・所見と解釈・分析の記載
　④処置・手術などの実施とその総括・評価の記載
　⑤カンファランス，院内外の合同検討会（地域連携を含む）などの要約記載，診療計画書変更時記載
3) 説明・同意書に関する記載事項について
　①侵襲のある検査・処置および手術の同意書の記載
　②入院診療計画書の記載
　③院内での説明と同意文書の共通化
　④経過記録に記載された説明と同意の確認の記載
4) 指示に関する記載事項について
　①処方，注射，検査，食事などの指示内容の記載
　②指示記録，ワークシートなどの指示関連記録の記載
　③臨時指示，指示変更，中止指示，口頭指示などの記載
5) 手術・麻酔記録および他科・他部門の記録に関する事項について
　①手術記録・麻酔記録などの地帯のない記録の完成
　②安全管理情報の記録
　③ハイケア室や一般病棟などへの退室・転室時の記録

第3章 ICD, 処置手術, その他コーディング

6) 他の診療科・部門の記録との一元管理と情報共有
　①他科受診・耐震時の記録
　②転科・転棟・転室時の記録
　③看護記録
　④服薬管理記録・リハビリ記録・栄養指導記録等
　⑤検査・病理診断・画像診断の記録
　⑥チーム医療の記録
7) 退院時の記録に関する記載について
　①退院時の説明に関する記録
　②退院時に必要な文書の記載
　③退院時要約の記載

Q 036 符号と記号

ICD-10の内容例示表および索引表には, アルファベット数字の3桁および4桁表示以外に, 符号と記号が表示されています。符号と記号には, どのような意味があり, 使用方法があるのですか? コーディングの際に必要な符号と記号の知識を教えてください。

A ICD-10には, 正確なコードを導き出すためのルールとして, 表示記号や符号が設けられています。ICD-10で使用されている索引表および内容例示表の記号と符号について, 次に述べます。

記号	読み方	意味
†	ダガー, 剣印, 短剣符	内容例示表・索引表で, 原因となる全身疾患の基礎情報・基礎疾患となる原疾患を (†) 印で表し, それによって引き起こされる臨床的な部位・臓器別病態や発現した臓器症状を (*) 印で示し, 二重に分類するために用いる。
*	アスタリスク, 星印	
※	コメ	内容例示表で, 日本で独自に追求した内容を示す。WHO版には表示なし。 　E05.0 　びまん性甲状腺腫を伴う甲状腺中毒症 　　　　　※バセドウ<Basedow>病

(次頁に続く)

記号	読み方	意味
：	コロン	内容例示表で、「：」が後に続いている用語は、それ自体は不完全な用語である。「：」の後に続く用語と組み合わせて完全な用語になることを意味している。なお、「：」の後に続く用語には、「・」がついている。
NOS	エヌオーエス	内容例示表で、not otherwise specifiedの略：ほかに何らかの説明や記載がないものの意味。 例）喉頭炎NOS 説明や記載がないため：「詳細不明の喉頭炎」または「性質不明の喉頭炎」
NEC	エヌイーシー	内容例示表で、not elsewhere classifiedの略：ほかのいずれの項目にも分類されないものの意味[*1]。 例）慢性肝炎NEC ほかの分類にある、B型肝炎・C型肝炎などに分類されない慢性肝炎
（　）	丸カッコ	内容例示表・索引表に用いられている（　）内の語は、その修飾語の有無にかかわらず分類に影響しないことを示す。 例）喉頭炎（急性）喉頭炎、急性喉頭炎、いずれの表現にも対応している。
〈　〉	カギカッコ	内容例示表・索引表で、ある用語について、その中の一部または全体にわたって異なった表現がある場合、一々列記せず〈　〉を用いて示す。和訳用語の原語：〈　〉を用いて表示。 例）M31.3　ウェゲ〈ジ〉ナー〈Wegener〉肉芽腫症 例）ニューロパチ〈シ〉ー〈神経障害〉性
［　］	角カッコ	内容例示表で、WHO版の原本で同義語、別の表現または内容の説明や限定語もしくは指示を示すために用いられている。 例）G36.0　視神経脊髄炎［デビック〈Devic〉病］
｛　｝	中カッコ	内容例示表で、その前にある語句も、その後にある語句や用語が完結しないことを示すため、包含および除外の用語の一覧に用いる。 例）I35.1　大動脈弁閉鎖不全（症） 大動脈弁： ・閉鎖不全（症） ・逆流（症）｝NOSまたは原因が明示されたもの、リウマチ性を除く

第3章 ICD，処置手術，その他コーディング

記号	読み方	意味
「．／—」	ポイント／ダッシュ	索引表の中で，ポイント・ダッシュ「．—」を持った3桁項目は，第2巻「内容例示」の中で，4桁項目を持っていることを示す。 例）アスペルギス症 　　- 肺炎を伴うもの　B44．—†　J17.2* 　　2巻B44を確認　62頁「　．　—　」に該当する4桁細分類項目を選択する。 　　B44　　アスペルギルス症 　　B44.0　侵襲性肺アスペルギルス症 　　B44.1　その他の肺アスペルギルス症
○○○を参照／○○○も参照		索引表で，相互に関連する分類項の場合に重複して索引中に示すことを避けるために参照方式が用いられている。 例）炎症 　　－骨　－骨髄炎を参照 　　「骨の炎症」は「骨髄炎」としてコードするという指示 　　骨髄炎を索引軸に218頁 　　骨髄炎（感染(性)）（敗血症性）（化膿性）M86.9
＃／◇		「新生物」の項で，部位を示す用語の一部，「新生物」の項の初めに記載されている注2．注3を参照することを指示するためのものである。

＊1　索引表で，not elsewhere classifiedの略：ほかのいずれの項目にも分類されない場合を表している。この記号は明確な疾病が誤って不明確な疾病を表す項に分類されないように詳細不明や診断名不明確な箇所に分類する用語として用いられる。もし，より詳しい情報が記載されている場合には適切な分類項目を探す必要がある。
　　例）慢性肝炎NEC　ほかの分類されない慢性肝炎を意味している。
　　例）先天異常（性）（先天（性））（詳細不明型）Q89.9
　　　　-大動脈（弓）NEC　Q25.4
①先天性大動脈（弓）異常は，より詳細な記載がない場合にはQ25.4に分類する。
②より詳細な用語として，大動脈欠損が記載されていれば，適切なほかの分類項目を探す。

Q 037　コーディングと疾病統計

　退院サマリーを点検し，ICDコーディングをしています。このデータをもとに，疾病統計を作成したいのですが，コーディングをする際に，どのような点に留意しておくとよいでしょうか？

　また，統計の対象とするデータの範囲は，どのように決定（選択）するとよいか教えてください。

　退院サマリーのほかに，DPCの「様式1」，病名オーダ，医事会計システムの病名などは疾病統計に利用することができるでしょうか？

A 　診療報酬点数表における「診療録管理体制加算2」の施設基準の（3）には「入院患者についての疾病統計には，ICD大分類程度以上の疾病分類がされていること」とあります。

　「疾病統計」を作成するためには「ICDコーディング」はその基本となります。しかし，ICD分類は日本の医療機関における保険診療のために作成されたものではありません。ICD分類の基本構造および基本原則〔ICD-10（2013年版）準拠第2巻21頁～〕を理解したうえで，ICDコーディングを行うことが重要です。第2巻には，分類に関するルールだけではなく，統計に関する規則やガイドライン（第2巻193頁～）が示されています。

　ICDの第2巻は，コーディング実務を始める前に一読しておくべきですが，一定期間の実務経験後あるいは統計作成前などに繰り返し読むことをお勧めします。

　実際に，退院サマリーの主病名等をコーディングし，入院患者の疾病統計を作成する際には，「診療録管理体制加算2」の施設基準にいう「大分類程度」では不十分であり，分類ルールに従って細分類まで適正にコーディングすることが重要です。

　時には，診療録記載内容が乏しく，3～5桁目の分類が困難なケースがあります。そのような場合は担当医に確認し，可能な限り診療録記載を充実させましょう。

　統計の対象をどう選択するかについては，疾病統計の目的によります。どのようなことを調べたいか，何が必要で何を示したいかを明確にしておく必要があります。

　退院サマリーは，全退院患者が対象になります。DPCの「様式1」は医科保険診療分のみなので，正常分娩，労災，自賠責，自費などの退院患者は対象外となります。

　例えば，入院患者についての疾病統計では，退院日を基準に暦月ごとの退院患者の主傷病名を対象にするのが一般的です。主傷病名のICD分類ごとの患者数や，分類ごとの平均在院日数を集計し，これらを毎月・毎年繰り返して，年間の動向や，前年同月比を比較します。

　また，1人の患者が複数の疾病を持っていることが多いので，病名の数を集計するのか，患者実数を集計するのかを明確にすることが必要です。時には，主傷病名，副傷病名，原疾患，合併症などの区分を用いなければならないこともあります。「疑い」のついた病名を含めるかどうかという判断も必要です。

　病名には，初診日，診療開始日，診断日などの日付が付与されています。日

第3章 ICD，処置手術，その他コーディング

付の意味（性質）を理解して，用途に応じて適切に利用することが求められます。

医事システムの情報活用においては，それが暦月ごとの診療報酬請求に使用されるデータであることを十分に理解しておくことも重要です。

疾病統計を作成するには，目的を明確にしておくことが必要です。目的通りの統計が作成できないこともしばしばありますが，蓄積したデータは活用しなければ価値がありません。コーディングデータを集計し数値化（可視化）することは極めて重要です。

さらに，疾病統計の結果を予測して取り組むことも必要です。統計結果について，単に「多い」，「少ない」という評価だけではなく，なぜ多いのか，なぜ少ないのかを検証していく経過で，自身が行ったコーディングの質を知ることができます。コーディングの間違いや不十分さを理解し，以降のコーディングに活かすことができます。

このように，疾病統計を想定したコーディングを行うことが重要です。

一定期間のコーディングが完了したら，まず集計してみましょう。あるいは，一覧表にしてみましょう。そうすることで予測した結果が得られるのか，確認ができます。意外な間違いが発見できることもあります。まずは最低限のことを行い，結果を確認することが近道です。

疾病統計を作成するには，まず計画を立て，目標を決めてコーディングを行い，一定条件のもとに集計する。これを繰り返して院内外に情報提供すること，同時にデータの精度を管理することは，診療情報管理士の重要な役割の1つです。

Q 038 医療機関における ICD-10コードの利活用

当院の病名マスターはMEDIS標準病名マスターを使用しています。退院サマリーの病名に付与されたICD-10コードの利活用について教えてください。

A 前項で述べたように，ICD分類は疾病統計とその国際比較，地域比較，施設間比較において基本となるものです。

ICD分類による疾病統計は，その医療機関における診療実績を評価するものであり，一定期間ごとの統計値を，病院管理者に定期的に報告し，その傾向や要因を検証する材料とします。いわゆるクリニカルインディケータ（臨床指標）

です。これをもとに、医療機関は自らの医療の質を評価します。

ICD分類による疾病統計は、その医療機関の診療実績だけではなく、施設間比較を容易にします。また、ICD分類を使って地域ごとの集計を行い、それを根拠に地域の医療施策を講ずることもできます。厚生労働省が公開している種々の統計の中で、疾病に関する統計にはICD分類が使用されています。

DPC対象病院では診断群分類を決定する際に、病名オーダのICD-10コードを利用しています。

なお、参考としてデータ提出加算を取得している病院においては、EFファイルを作成していますが、外来EFファイルには、外来受診患者の病名が残されています（診療区分：SY）。傷病名コード（請求コード）でコード化されていますので、ICD-10コードへの変換が可能です。

Q 039 病名と病態のコーディング

ICDコーディングにおける原疾患と病態の組み合わせや複数病態の分類について教えてください。

A ICD-10第2巻4節に詳しく述べられていますが、ICD分類はその基本構造と基本原則により、複数の病態の記載から単一の病態を選択することがあります。

ICD-10の符号と記号については、別項で説明していますが、それらをよく理解したうえで、コーディングを行わなければなりません。

・「†および＊」システムで2つのコードを使用します。
・「必要な場合は、追加コードを使用する」という内容例示表にある注により、追加コードを加えます。

Q 040 「.9 詳細不明」コードの扱い

DPC調査の「様式1」で、病名のICDコードに「.9 詳細不明」が多いと、データの質が悪いと言われますが、「.9 詳細不明」を減らすにはどうしたらよいか教えてください。

A ICD-10では，どのような病名や病態であっても分類できるように
なっています。それは，ほとんどの分類の4桁目に「.9」を設けて「○
○の疾患，詳細不明」としているからです。

しかし，急性期医療を担う医療機関における診療では「○○の疾患，詳細不
明」ということは極めて少ないと考えられます。その理由は，「死因統計」とは
異なり，まだ患者が目の前に存在することがほとんどで，必要に応じた詳細な
診断が可能であるからです。したがって，「様式1」の病名のICDコードに「.9
詳細不明」が多いのは，診療録記載が不十分でICD分類をするための情報が不
足していることや，病名オーダのマスタが整備されていないこと，医師が病名
をオーダする際の選択方法が適切でないことなどが考えられます。また，診療
記録の監査体制やICDに対する十分な教育がなされていないことも要因と思
われます。

例えば「胃癌」と診断をされ手術も施行されているにもかかわらず，病名が
「C16.9 胃の悪性新生物，部位不明」ということはあり得ないということで
す。しかし，医師が病名オーダのカナ検索で「イガン」と入力すると「胃癌
C16.9」しか表示されなければ，詳細な部位の胃癌を選択することはできませ
ん。そこで，「イガン」を検索しても「胃噴門部癌 C16.0」「胃体部癌
C16.2」「幽門前庭部癌 C16.3」など詳細な部位の胃癌も表示され，適正な
病名が選択できるよう，検索文字を追加するといった病名マスタの管理が重要
になります。

また，「.9」はすべてが「詳細不明」というわけではありません。例えば，ヘ
ルニアの分類K40～K45では，「.9」は「○○ヘルニア，閉塞および壊疽を
伴わないもの」とされています。

病名欄に記載された病名では「.9 詳細不明」だとしても，診療記録から詳細
な情報を収集し，第1巻の注釈と照合し，適正なICDコーディングを行うこと
は，診療情報管理士の専門性と言えます。

また，診療記録に十分な情報がない場合には，主治医に必要な情報の記載を
促すことも重要です。

また，K56「麻痺性イレウス及び腸閉塞，ヘルニアを伴わないもの」では，
K56.7が詳細不明とされており，注意が必要です。そのため，「.9」コードと
はせず，部位不明・詳細不明コードとして扱うことが必要です。DPC導入病院
では，部位不明・詳細不明コードの割合は，適切なDPCデータ作成のため評価
の基準となっています。2018年度診療報酬改定では，「部位不明・詳細不明

コード（ICD-10）20％以上を減点」から「10％以上を減点」に変更されています。適切なICDコーディングでは，診療情報管理士の果たすべき役割は，ますます増しており，大きな期待も寄せられています。

Q041 外因コードの活用

当院は，リハビリテーションを目的とした関連病院からの転院患者の慢性期疾患を多く取り扱っているため，疾病コーディング，疾病分類統計を提供する意味がないように思います。そこで，外因コードを疾病コードの原因として提供することを考えていますがいかがでしょうか。

外因コードは，第Ⅰ章から第XIX章の疾病および損傷の原因が外的要因の何によって引き起こされたかを知る手段として設けられています。
慢性疾患を主とした医療機関，療養型医療機関，リハビリテーション目的の患者情報としての疾病統計は，同一疾患が多数となります。同一疾患においては，異なる外的原因を提供することで，対処方法，改善につながります。
例えば，大腿骨骨折の場合，外因が交通事故，階段より落ちた，敷居につまずき転んだ，ベッドより落ちた，廊下で転んだなど，異なる外因コードにより外的原因が明確になり，家庭内および医療機関における環境改善などに活用できます。
死亡診断書においては，外因を無視せずに記載することで，原死因が外因であることが明確になり，死亡診断書の精度に影響する要因になります。

Q042 糖尿病および糖尿病合併症コーディング

糖尿病合併症のコーディングについて教えてください。
退院サマリー
（例１）糖尿病の検査入院で２型糖尿病と診断された。糖尿病性合併症はない場合。
（例２）２型糖尿病の患者で，糖尿病教育目的で入院した。糖尿病性網膜症，糖尿病性多発ニューロパチーの合併症が認められた場合。

第3章 ICD, 処置手術, その他コーディング

（例3）2型糖尿病の患者で，糖尿病教育目的で入院した。糖尿病性網膜症，糖尿病性多発ニューロパチーの合併症が認められ，眼科にて光凝固術を行った場合。

A 　　糖尿病合併症のコーディングについて説明します。糖尿病はE10-E14で分類します。

E10　1型＜インスリン依存性＞糖尿病＜IDDM＞

E11　2型＜インスリン非依存性＞糖尿病＜NIDDM＞

E12　栄養障害に関連する糖尿病

E13　その他の明示された糖尿病

E14　詳細不明の糖尿病

　合併症は下記の4桁細分類項目を用いてコーディングします。

.0　昏睡を伴うもの

　　糖尿病性：

　　　　・ケトアシドーシスを伴う又は伴わない昏睡

　　　　・高浸透圧性昏睡

　　　　・低血糖性昏睡

　　高血糖性昏睡NOS

.1　ケトアシドーシスを伴うもの

　　糖尿病性：

　　　　・アシドーシス 　　　　　　　　 ⎫
　　　　・ケトアシドーシス 　　　　　　 ⎬ 昏睡の記載のないもの

.2 †　腎合併症を伴うもの

　　糖尿病性腎症＜ネフロパシー＞（N08.3*）

　　内毛細管性糸球体ネフローゼ（N08.3*）

　　キンメルスチール・ウイルソン＜Kimmelstiel-Wilson＞症候群（N08.3*）

.3 †　眼合併症を伴うもの

　　糖尿病性：

　　　　・白内障（H28.0*）

　　　　・網膜症（H36.0*）

.4† 神経（学的）合併症を伴うもの

　糖尿病性：

　　・筋委縮症（G73.0*）

　　・自律神経ニューロパチ＜シ＞ー（G99.0*）

　　・単ニューロパチ＜シ＞ー（G59.0*）

　　・多発（性）ニューロパチ＜シ＞ー（G63.2*）

　　・自律神経（G99.0*）

.5 末梢循環合併症を伴うもの

　糖尿病性：

　　・壊疽

　　・末梢血管症＜アンギオパシー＞†（I79.2*）

　　・潰瘍

.6 その他の明示された合併症を伴うもの

　糖尿病性関節障害†（M14.2*）

　神経障害性†（M14.6*）

.7 多発合併症を伴うもの

.8 詳細不明の合併症を伴うもの

.9 合併症を伴わないもの

（例1）主傷病名　2型糖尿病，合併症なし　E11.9

　検査入院で2型糖尿病と診断され，合併症はないと診断された場合は，細分類項目.9の合併症を伴わないものをコードを付与します。

（例2）主傷病名　2型糖尿病性多発合併症　　E11.7

副傷病名　2型糖尿病性網膜症　E11.3†　H36.0*

副傷病名　2型糖尿病性多発ニューロパチー　E11.4†　G63.2*

　細分類項目.7は，糖尿病の多発合併症が「主要病態」として記載され，どれか1つを選択できない時のみ，「主要病態」としてコードします。記載された個々の合併症のコードは，任意的追加コードとして使用することができます。

（例3）主傷病名　2型糖尿病性網膜症　E11.3†　H36.0*

副傷病名　2型糖尿病性多発ニューロパチー　E11.4†　G63.2*

眼科にて光凝固術を施行した。

この場合は，光凝固術を行っているので2型糖尿病性網膜症を主傷病名として選択し，コーディングします。

Q043 脳梗塞のコーディング

疾病，傷害及び死因統計分類提要（ICD10）のI63に分類される「脳梗塞」では，脳梗塞の部位を脳動脈と脳実質外動脈に分け，原因を血栓，塞栓に分類していますが，脳実質外動脈とは，どの血管を指すのでしょうか，医師に尋ねても臨床的には使用しない用語であると言われ，医学書などでも見当たりません。脳梗塞のコーディングは，どのようにするのでしょうか。

脳実質外動脈という用語はご質問のように一般的には使われていないようですが，ICD10（2013年版）では，「脳実質外動脈（脳底動脈，頚動脈，椎骨動脈）」と記載されています。原著では，脳動脈はcerebral arteries，脳実質外動脈はprecerebral arteriesと明示されていますので，直訳すると脳実質外動脈は，脳の手前の動脈ということになります。

頭頚部の動脈の走行を整理すると大動脈弓から腕頭動脈，左総頚動脈，左鎖骨下動脈の3本の太い血管が出て，腕頭動脈が右鎖骨下動脈と右総頚動脈に分岐します。左右の総頚動脈は外頚動脈と内頚動脈に分かれ，外頚動脈は主に頭皮や顔面の栄養を担い，脳への血液は左右の内頚動脈と鎖骨下動脈から出た椎骨動脈により供給されます。内頚動脈は眼動脈，後交通動脈，前脈絡叢動脈を出し，中大脳動脈と前大脳動脈に分岐しますので，頚部から大脳部すなわち頭蓋外から頭蓋内へと走行しています。もう一方の椎骨動脈も鎖骨下動脈から出た後，頚部の前斜角筋に沿って上行，頭蓋腔に入り延髄の上縁レベルで左右が合流して脳底動脈になるので，同様に頭蓋外から頭蓋内へ走行しています。

ICD10ではIX章の循環器系の疾患に中間分類としてI60からI69を脳血管疾患として分類していますが，I65「脳実質外動脈の閉塞及び狭窄，脳梗塞に至らなかったもの」というカテゴリーには椎骨動脈，脳底動脈，頚動脈などの記載があります。前述のように頭蓋外から頭蓋内へと走行する椎骨動脈，頚動脈と椎骨動脈から分岐し頭蓋内を走行する脳底動脈はprecerebral arteriesと

いうことになり頭蓋外主幹動脈と頭蓋内主幹動脈の両方を指していることになります。一方，I66「脳動脈の閉塞及び狭窄，脳梗塞に至らなかったもの」のカテゴリーには，中大脳動脈，前大脳動脈，後大脳動脈，小脳動脈などが分類されています。脳動脈といっても，くも膜下腔を走行しており脳の中に入り込んでいるのは，末梢の穿通枝という非常に細い血管ですので，この意味からも脳実質という表現は適切ではないのかもしれません。

ICD10は病名集ではなく分類です。I63脳梗塞の分類を考える場合，中間分類である脳血管疾患が，どのように分類されているか，3桁，4桁コードは，どのような決まりで詳細に分けられているか理解しておくことが重要です。

頚動脈や中大脳動脈が血栓，塞栓により閉塞または狭窄しても脳梗塞に至らなければI65.－またはI66.－に分類され，脳梗塞に至った場合のみI63.－と考えると理解できるのではないでしょうか

I63　脳梗塞

I63.0　脳実質外動脈（脳底動脈，頚動脈，椎骨動脈）の血栓症による脳梗塞

I63.1　脳実質外動脈（脳底動脈，頚動脈，椎骨動脈）の塞栓症による脳梗塞

I63.2　脳実質外動脈（脳底動脈，頚動脈，椎骨動脈）の詳細不明の閉塞又は狭窄による脳梗塞

I63.3　脳動脈の血栓症による脳梗塞

I63.4　脳動脈の塞栓症による脳梗塞

I63.5　脳動脈の詳細不明の閉塞又は狭窄による脳梗塞

I63.6　脳静脈血栓症による脳梗塞，非化膿性

I63.8　その他の脳梗塞

I63.9　脳梗塞，詳細不明

I65　脳実質外動脈の閉塞及び狭窄，脳梗塞に至らなかったもの

I65.0　椎骨動脈の閉塞及び狭窄

I65.1　脳底動脈の閉塞及び狭窄

I65.2　頚動脈の閉塞及び狭窄

I65.3　多発性及び両側性の脳実質外動脈（脳底動脈，頚動脈，椎骨動脈）の閉塞及び狭窄

I65.8　その他の脳実質外動脈（脳底動脈，頚動脈，椎骨動脈）の閉塞及び狭窄

I65.9　詳細不明の脳実質外動脈（脳底動脈，頚動脈，椎骨動脈）の閉塞及び狭窄

第3章 ICD，処置手術，その他コーディング

I66　脳動脈の閉塞及び狭窄，脳梗塞に至らなかったもの

I66.0　中大脳動脈の閉塞及び狭窄

I66.1　前大脳動脈の閉塞及び狭窄

I66.2　後大脳動脈の閉塞及び狭窄

I66.3　小脳動脈の閉塞及び狭窄

I66.4　多発性及び両側性の脳動脈の閉塞及び狭窄

I66.8　その他の脳動脈の閉塞及び狭窄

I66.9　詳細不明の脳動脈の閉塞及び狭窄

Q 044　多発損傷のコーディング

　交通外傷など多発性損傷のコーディングについて質問です。多発性損傷の
コーディングは，部位と損傷の型の組み合わせにより，あらかじめ用意され
た多発性損傷のためのコードが付与されます。例えば，胸部の骨折，前腕部
の多発骨折，下肢の骨折のような多発・多部位の骨折があった場合に，T02.
－を主コードとして，骨折の各部位を追加してもよいとされていますが，中
間にS節の多発骨折を付与し，さらに部位別のコードを追加としてもかまわ
ないのでしょうか。また，膝蓋骨骨折，脛骨骨折，前十字靱帯損傷など下腿
の多発性損傷では，膝蓋骨骨折と脛骨骨折が同じ部位の同じ型として下腿の
多発骨折（S82.7），骨折と前十字靱帯損傷が同じ部位の異なる型として下腿
の多発性損傷（S89.7）にコードすることができます。このような場合は，
優先するルールがあるのでしょうか。

A　多発性損傷は，一部の例外を除き，部位と損傷の型によりコードが選
択されます。ICD-10の「第XIX章　損傷，中毒及びその他の外因の影
響」は，単一部位の各種の損傷をS節に分類していますが，Sに続く2桁の数
字の1桁目が部位，2桁目が損傷の型としてコード構成されています。例えば，
S01の0は頭部，1は開放創を示しています。多発性損傷のコーディングでは，
Sに続く1桁目の数字（部位）が同じで，かつ，2桁目の数字（損傷の型）も
同じ場合は，3桁分類の.7を付与し，部位コードが異なる場合は中間分類の最
後に用意されたS09などの4桁コード.7を付与します。また，中間分類をまた

ぐ，異なる部位の同じ型の損傷は，T節に用意されたコードを付与します。

多発性損傷のコーディングは，ICD-10（2013年版）第2巻総論191頁に「多発性の損傷が記載され，そのうちどれか1つを主要病態として選択できない場合は，多発性損傷の記載のために用意された項目の1つにコードする」と示されていますが，これは，病名のみでコーディングを行うコーダーのためのものであるということも認識する必要があります。日本では，多くの診療情報管理士は医療機関に従事しています。不明な点は医師に問い合わせを行うことができますし，サマリー以外の診療記録からも情報を得ることができます。主要病態を多発性損傷とするかしないかは，ルールのみで判断するのではなく，医師の記載や診断を考慮する必要があることは言うまでもありません。

ご質問の例が，多発性損傷と判断されたとして考えます。具体的に部位を肋骨骨折，尺骨近位端骨折，橈骨近位端骨折，大腿骨頸部骨折としますが，各部位のコードは，それぞれS22.30，S52.00，S52.10，S72.00となります。前述のように部位コードが別々で，損傷の型が同じですので，異なる部位の同じ型として，主コードは，T02.80（その他の複合部位の骨折）が選択されます。しかし，T02.8とした時点で，どの部位に多発骨折が生じたのか不明になるので各部位を追加します。もう1つ，近位端骨折と橈骨近位端骨折は，同じ部位の同じ型ですのでS52.70を付与することができます。

主コードと追加コード以外に，このような多発損傷をコードすることについては，ICDでは説明がありませんが，コーディングの目的は，その後の情報利活用のために備えることであり，さまざまな検索や情報抽出にも対応する必要があります。このことからコーディングできる情報については取り上げておくことが望ましいと考えます。膝蓋骨骨折と脛骨骨折，前十字靱帯損傷の例では，S89.7（下腿の多発性損傷）にS80－S88の2項目以上に分類される損傷と明示されているので，S82.7（下腿の多発骨折）よりも優先されます。ただし，この場合も，診療内容や医師との協議，自施設のルールなどから症例ごとに判断されるべきだと思います。

外傷性と非外傷性での異なるコードの取り扱い

ICD-10では，外傷性と非外傷性でコードが異なるものがあります。救急受診した交通外傷などにおいて受傷機転が記載されていればよいのですが，

第3章 ICD，処置手術，その他コーディング

慢性硬膜下血腫で，転倒や打撲などの情報がない場合のコーディングに悩んでいます。受傷機転の記載のない慢性硬膜下血腫は非外傷性と判断してよいのでしょうか。

A 慢性硬膜下出血は比較的高齢の方に多く，外傷性であっても，軽微なことや，時間が経って受傷時のことを覚えていない（思い出せない），認知症や家族が見ていなかったなど受傷情報が不明確なことも多いようです。また，診療記録への記載漏れということもあり得ますので，受傷機転の記載がない硬膜下血腫がすべて非外傷性とは断定できないと思います。

両者を明確に区別するには，受傷機転が明らかである，あるいは抗凝固薬の内服や出血傾向などの要因により非外傷性と診断される必要があります。それ以外での判断は難しく，どちらかに分類するには定義が重要です。ICD-10では，脳血管疾患に分類されるI62.0は硬膜下出血（急性）（非外傷性）と明示されていますので，ルールに従えば丸カッコは分類に影響しないことから外傷性と明示されていない硬膜下血腫は，ここに分類してもよいことになります。しかし，前述のように，外傷性であっても，受傷機転が不明な場合も多く，施設においては，医師と十分協議をし，外傷性と非外傷性の定義を明確にすること，診療記録への受傷機転の記載を徹底するなど対応を決めておくことも必要です。

Q 046 原死因のコーディングルール

当院では，死因統計を作成するために原死因コーディングを行うことになりました。ICD-10の原死因コーディングルールを参考に行っていますが，選択ルール，修正ルールなど，どのように選択したらよいのか，よく理解できません。また，医師の死亡診断書の記載にも，ばらつきが見られるようです。原死因コーディングのポイントについてご教示ください。

A 死亡診断書にはI欄の最上位欄である（ア）欄に直接死因，その原因があれば（イ）欄，さらにその原因があれば（ウ），（エ）欄と，各欄には順に傷病名を1つずつ記載します。つまり死亡に影響を与えた傷病名が医学的因果関係の順番に記載されますので，I欄の最下欄の傷病名が，その上欄に記載されたすべての病態を引き起こすことから原死因として選択されます。こ

れを一般原則と言います。Ⅰ欄は（ア）欄から（エ）欄までありますが，4つ
すべての欄に記載する必要はなく，死亡に影響を与えた傷病名のみ記載しま
す。このように記載された死亡診断書においては，原死因の選択は，それほど
難しいものではないと思います。ただし，一般原則の適用はⅠ欄最下欄への記
載が単独の場合に限られるということに注意してください。死亡に影響を与え
た傷病名が5つ以上ある場合は，残りを（エ）欄に医学的因果関係の順番に記
載することになっています。

　一般原則が適用できない場合，選択ルール，修正ルールを採用する必要があ
ります。以下，選択ルール，修正ルールについて述べます。

1．選択ルール

　選択ルールは1から3まであります。選択ルール1および2は，一般原則が
適用できない時に使用します。Ⅰ欄の最下欄が単独で記載されていない，ある
いは因果関係のない傷病名が記載されている死亡診断書の場合です。

①選択ルール1

　選択ルール1は死亡診断書の最初に記載された病態に帰着する上下の因果
関係がある場合には，この上下の因果関係の起因を選びます。最初に記載さ
れた病態に帰着する上下因果関係が多数ある場合には最初に記載された上下
の因果関係の起因を選びます。すなわち（ア）欄の直接死因に帰着する上下
の因果関係を見るものです。前述のように死亡診断書のⅠ欄（イ）から（エ）
欄の各欄に複数の傷病名を記載した場合，医師が因果関係の順に記載しても
一般原則は適用できず選択ルールの適用となります。（イ）から（エ）欄の複
数の傷病名が医学的因果関係の順に記載してあれば最後に記載された傷病名
が原死因となりますので，ルールの違いはありますが一般原則と同様の考え
方になります。

　もう1つは，死亡診断書のⅠ欄（イ）欄以下に医学的に関係ないと思われ
る傷病名が1つでも記載された場合です。原則は（ア）欄に直接死因，その
原因を（イ）欄，さらに，その原因を（ウ），（エ）欄と医学的因果関係の順
番に記載しますが，途中に因果関係のない傷病名が記載された場合は，それ
を無視し直接死因である（ア）欄に帰着する因果関係の起因を見ます。した
がって，記載の原則が守られた死亡診断書では適用されることはないと思い
ますが，不備のある場合は，記載者である医師への助言などを行い，精度向
上を図ることも必要と思われます。

第3章 ICD，処置手術，その他コーディング

②選択ルール２

　選択ルール２は，直接死因に帰着する上下の因果関係がない場合に，直接死因を原死因とするものです。つまり（ア）欄の直接死因と，（イ）欄以下に医学的因果関係がまったくない死亡診断書のことです。日常業務では，遭遇することはないと思いますが，このルールが採用されることのないようにしたいものです。

　以上のように，原死因選択は，まず一般原則を適用する。できない場合は，選択ルール１または選択ルール２を適用することが基本になります。

③選択ルール３

　選択ルール３は，一般原則，選択ルール１または選択ルール２により選択された病態が明らかにⅠ欄またはⅡ欄に記載されている他の病態の直接影響による場合に，先行病態を選ぶものです。例えば，Ⅰ欄の直接死因欄にカポジ肉腫が単独で記載されていたとします。（イ）欄以下に記載がなければ，一般原則によりカポジ肉腫が原死因です。しかし，Ⅱ欄にHIV病あるいはAIDSの記載があったらどうでしょうか。カポジ肉腫の先行病態はHIV病（AIDS）ということになり，カポジ肉腫を起こしたHIV病（B21.0）が選択されます。先行病態の例は，ICD-10第２巻総論53頁に「J12－J18にある各種肺炎は，免疫機能を低下させる病態の結果として生じたと考えるべきである。（中略）J18.0及びJ18.2－J18.9，J69.0並びにJ69.8の肺炎は嚥下機能に影響を与える疾患の結果生じたと考えるべきである。」などと明示されていますので，原死因選択を行う場合は，熟知しておく必要があります。

　死亡診断書のⅡ欄は，直接には，死因に影響しないが，Ⅰ欄の傷病経過に影響を与えた傷病名を記載します。医師によっては追加的な情報と捉えている場合もあるので注意が必要です。またICD-10には，複数の傷病名を１つのコードで示す複合病態コーディングや後述する原死因コーディングのための注もありますので，先行病態，コーディングルールは理解しておいてください。

２．修正ルール

　原死因は一般原則が基本的ルール（原則）です。記載方法に不備がある場合は，選択ルールを適用し選択し直すということは理解できたと思います。では，選択された原死因よりも，もっとふさわしいものがあったらどうでしょうか。

原死因は死亡統計のために使用するものですから正確でなくてはなりません。そのためには再選択も必要です。

　1度，選択した原死因をやり直すには，修正ルールが採用されます。修正ルールにはAからDまでありますが，場合によっては，修正ルール適用後に，選択ルールをもう1度適用するなど，相互に入り組んでいることもあり，それが原死因選択をわかりにくくしている要因の1つかもしれません。

①修正ルールA：老衰およびその他の診断名不明確の病態

　死亡診断書は，人間の死亡を医学的・法律的に証明すると同時にわが国の死因統計作成の唯一の資料でもあり，正確に記載されなくてはなりません。厚生労働省の発表する主要死因別統計をご覧になった方も多いかと思いますが，1994年に心疾患が大きく減少しました。これは，1995年に新しい死亡診断書となる前に，終末期状態としての心不全，呼吸不全などは書かないようにと事前周知されたことの影響とされています。死亡診断書には，直接死因だけでなく，最も死亡に影響を与えた傷病名を記載するのはそのためで，記載が恣意的になることや不正確になることを防いでいます。

　老衰は，わが国の死因の第5位ですが，ICD-10では第XVIII章のR54にコードされます。この第XVIII章　症状，徴候および異常臨床所見・異常検査所見でほかに分類されないものは，第Ⅰ章から第XVII章と第XIX章および第XXI章に分類できない症状や徴候および診断名の不明確なもの，検査所見で異常が認められたが，その病因の示されないものを分類しますので，死亡診断書に老衰以外の傷病名が記載され，それが第XVIII章以外に分類されるのであれば，その傷病名が原死因にふさわしい傷病名となり，老衰は死亡診断書に記載されなかったものとして選び直します。老衰以外に複数の傷病名が記載されたのなら，前述の選択ルールを採用します。ただし，死因第5位であるように，死亡診断書に老衰以外の傷病名がない場合は，老衰が採用されることになります。また，R95の乳幼児突然死症候群は，このルールの対象外として使用できます。Rコード以外での診断名不明確の病態として，I46.9（心停止，詳細不明），I95.9（低血圧症，詳細不明），I99循環器系のその他及び詳細不明の障害，J96.0（急性呼吸不全），J96.9（呼吸不全，詳細不明）及びP28.5（新生児の呼吸不全）も，ほかに分類される病態である場合には，死亡診断書に記載されなかったものとして死因を選び直します。ただし，死亡診断書に記載されている他のすべての病態が診断名不明確または軽微な病態である場合は，死因を選び直すことはしません。つまり，このような場合にはルール

第3章 ICD，処置手術，その他コーディング

Aは適用されません。

②修正ルールB：軽微な病態

軽微な病態とは，それ自身では死因にならないだろうというものです。医学的に考えて死因にならないような軽微な病態が単独で死亡診断書に記載されることはないと思いますが，軽微な病態とその他の重篤な病態が記載されている場合には，軽微な病態は記載されなかったものとみなし，原死因を選び直します。ただし，診断名不明確な病態や軽微な病態は除きます。もし軽微な病態を治療して副作用が生じ，その結果死亡したら，副作用を死因として選びます。軽微な病態が他の病態の原因となっていると記載されている場合は，その軽微な病態を無視しません。つまりルールBは適用されません。

③修正ルールC：連鎖

死亡診断書の複数の欄に，それぞれ単独で記載された傷病名が複合病態ルールや原死因コーディングの注にある規程によって連合した病態としてコードすることが連鎖です。

原死因コーディングのための注はICD-10第2巻総論70頁に示されています。この注には，2つのパターンがあり「～の記載を伴う」という表現は，死亡診断書のどこかの欄にその他の病態が記載されていることを意味し，「～の起点となる先行原因として記載された」という表現は，その他の病態は，正しい因果関係で記載されていなければならないか，起点となる先行原因「～による」と指示されていなければなりません。つまり，「A00－B99に分類される感染症および寄生虫症はHIV病（B20－B24）を除き，悪性新生物の起点となる先行原因として記載された場合は，C00－C97にコードする」では，（ア）欄に肝細胞癌（C22.0），（イ）欄にC型慢性肝炎（B18.2）と記載された場合，C型慢性肝炎は原死因とならず肝細胞癌を選択し，「I10　本態性（原発性＜一次性＞）高血圧（症）　下記の記載を伴うもの　I60－I69（脳血管疾患）I60－I69にコードする」は，高血圧（I10）が原死因でも，死亡診断書のどこかの欄に脳血管疾患（I60－69）が記載されていたのなら，脳血管疾患を原死因とする。つまり（ア）欄の直接死因が脳血管疾患，（イ）欄が高血圧の場合，一般原則で高血圧を選択してもルールCの連鎖により修正され脳血管疾患を原死因とするというものです。この原死因コーディングのための注による連鎖は，修正ルールの中でも重要ですので，安易に因果関係の有無のみで判断することのないよう，常に確認することが大切です。

④修正ルールD:特異性

　医療機関において,同じ病態を複数の表現で死亡診断書に記載することは,あまりないと思いますが,一般的な病態と,より明確な情報のある病態とが,記載されていた場合は後者を採用することが修正ルールDです。(ア)欄,(イ)欄のどちらかに虚血性心疾患と記載され,もう一方に急性貫壁性前壁心筋梗塞と記載されたのなら,より明確な情報である急性貫壁性前壁心筋梗塞を選びます。また,ルールDは,一般的な用語が,それよりも明確な用語を修飾している場合にも適用されます。例えばⅠ欄の(ア)欄にリウマチ性心疾患と僧帽弁狭窄症の2つが記載されていたとします。最下欄に複数記載ですので,一般原則は適用できません。上下の因果関係も成立しませんので,最初に記載されたリウマチ性心疾患が選択ルール2により選択されますが,リウマチによる僧帽弁狭窄症という修飾がありますのでリウマチ性僧帽弁狭窄症(I05.0)にコードすることができます。

ICD-9-CMのコーディングと問題点

　ICD-9-CMには,腹腔鏡補助下の手術や,腹腔鏡下の手術コードがある手術とない手術があります。
　例えば,虫垂切除術は,
　虫垂切除術　　　　　　ICD-9-CMコード　47.09
　腹腔鏡下虫垂切除術　　ICD-9-CMコード　47.01
に分類されています。
　しかし,幽門側胃切除術に関しては,腹腔鏡補助下幽門側胃切除術(LADG)のコードがありません。コードはどうしたらよいのでしょうか。

　　　　医療行為を分類するため使用しているICD-9-CMは,米国版「International Classification of Diseases 9thRevision, Clinical Modification2003」を翻訳して,日本にもなじみやすいよう一部に手を加えたものです。改訂がされていないので,腹腔鏡下の手術や胸腔鏡下の手術,手術支援ロボットによる手術など,該当するコードのない術式があります。
　腹腔鏡補助下幽門側胃切除術(LADG)は,幽門側胃切除術の43.6のコードになります。診療情報管理システムに退院時要約の情報を登録しているのであ

第3章 ICD，処置手術，その他コーディング

れば，マスターに内部コードを付与して登録することで情報の検索に対応が可能となります。

　このICD-9-CMによる分類は，現在の診療情報管理士の教育では行われていません。当院でも使用していません。時代に合わないコード体系であれば，どこかで区切りをつけることが必要になります。院内の委員会等で周知し，しばらくは月報，年報等にコメントを掲載するなどされてはいかがでしょうか。

Q 048 ICD-9-CMと 診療報酬点数表のKコード

　ICD-9-CMでは手術以外に検査なども分類されていますが，日常業務ではどこまで分類すればよいのでしょうか，また，手術は診療報酬点数表のKコードもありますが，二重に分類することにはならないでしょうか。

A　ICD-9-CMは，米国版「International Classification of Diseases 9thRevision, Clinical Modification2003」を翻訳して，日本にもなじみやすいよう，診療報酬点数表の処置・手術コードを一部に対比する形で付加した手術および処置の分類です。

　ICD-9-CMの全体構造（上位2桁）は以下の通りです。基本的に上位2桁で全体を分類し，それを下位2桁で細分類するコード体系になります。

0章	処置および手技（00）
1章	神経系の手術（01－05）
2章	内分泌系の手術（06－07）
3章	目の手術（08－16）
4章	耳の手術（18－20）
5章	鼻，口および咽頭の手術（21－29）
6章	呼吸器系の手術（30－34）
7章	循環器系の手術（35－39）
8章	血液系およびリンパ系の手術（40－41）
9章	消化器系の手術（42－54）
10章	尿路系の手術（55－59）

91

```
11章　男性生殖器の手術（60－64）
12章　女性生殖器の手術（65－71）
13章　産科的処置（72－75）
14章　筋骨格系の手術（76－84）
15章　表皮組織の手術（85－86）
16章　各種の診断および治療（87－99）
```

　現在，診療情報管理士の教育でICD-9-CMは使用されていません。
　診療報酬点数表のKコードは，医科点数表の解釈にありアルファベットで大分類されています。

　　J000～　処置料
　　K000～　手術料，輸血料
　　L000～　麻酔料，神経ブロック料

　アルファベットと数字の組み合わせでコード化したものです。診療報酬点数表を元にしていることから，診療報酬改定に伴いコードが追加，削除となるコードがあるのでマスター管理に工夫が必要です。
　さらに，DPC様式1では，Kコードに対応する外科系学会社会保険委員会連合（外保連）が作成する手術基幹コード（STEM7）の入力が必要です。これは，7桁の英数文字で，操作対象部位，新基本操作，アプローチ方法，アプローチ補助機械を分類しています。
　診療録管理体制加算1の要件には，手術コード（医科件数表の区分番号）によって分類された当該入院中に実施された手術の一覧表を有し，検索・抽出できることが必要となっています。

Q049　診療情報管理士が行う登録

　診療情報管理士の業務でNCD登録を行っていると聞きます。NCD登録について教えてください。また，ほかにも診療情報管理士が行う登録があれば教えてください。

A 　NCDは，外科系の臨床学会により2010年4月に一般社団法人 National Clinical Databaseとして設立されました。目的は，日本全国の手術・治療情報を登録し，集計・分析することで医療の質の向上に役立て，市民に最善の医療を提供し，医療水準の維持することです。全国の参加施設の診療科単位で，インターネット上で症例登録を行います。このNCDは，専門医申請のための診療実績を証明するインフラとしても活用されています。2011年1月1日以降に行われた手術・治療から登録が始まりました。登録情報は，①すべての手術・治療について13項目前後からなる基本項目，②領域ごとの詳細な項目（医療評価調査），③検査，投薬が加えられたりする介入を伴う研究が行われた場合の調査項目となります。

登録項目

基本項目

　　＋

領域ごとの医療水準評価項目

　患者情報（院内管理コード，生年月日，患者イニシャル，性別等）

　手術入院情報〔入院日，診断名（ICD-10）〕

　術前情報（身長，体重，現病歴，生活歴，各種検査値等）

　手術情報（手術日，術式，術者，助手，手術時間，麻酔時間，術中出血量，TNM分類等）

　術後情報〔術後診断（ICD-10），再手術，術後30日以内の合併症等〕

　退院時情報（退院日，転帰，死亡年月日等）

　　＋

介入を伴う臨床検査が実施される場合

　項目の詳細や項目数は研究によって異なる。

　手術だけでなく，がん登録情報としての機能も付加されていることから，診療情報管理士がデータマネジャーとして登録を行い，診療科長やNCD主任医師が承認する運用をとっている施設もあります。

　ほかに診療情報管理士が行っている登録に，日本外傷データバンクの外傷登録があります。日本救急医学会診療の質評価指標に関する委員会と日本外傷学会が中心となり行っています。

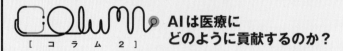

AIは医療にどのように貢献するのか？

　2017年6月27日付で厚生労働省の「保健医療分野におけるAI活用推進懇談会報告書」が公開されているのはご存じだろうか。これからの医療におけるAIの応用への理解と，併せてAIがその知能の基盤とするデータベース管理者として診療情報管理士の業務がどこに向かうのかを占う意味でもぜひご一読をお勧めしたい。

　さて，この報告書の中ではAIをディープラーニングと機械学習などと位置づけている。そして，何が実現できるかというと，①新たな診断方法や治療方法の創出，②全国どこでも最先端の医療を受けられる環境の整備，③患者の治療などに専念できるよう，医療，介護従事者の負担軽減の3項目を挙げている。加えてAI開発を進めるべき重点6領域を提言している。その結果としては，①医療技術の強みの発揮，②保健医療分野の解決として，医療情報の拡大，医師の偏在改善などが期待されている。

　ここで強調しておきたいのは，AI処理の源はデータベースという知識である。結果の精度はデータベースの精度に依存する。すなわち，データベースの精度が低いとAIの導き出す結果もあてにならないものになる。判断誤りは保健医療分野においては命にも関わる恐れがあるから，間違いは許されない。しかし，機械処理は「さじ加減」という人間らしい感覚は持ち合わせていないであろうから，その利用にあたっては，誤差があっても命に関わらないものからとなるのではなかろうか。報告書では，重点6領域として，①ゲノム医療，②画像診断支援，③診断・治療支援（問診や一般検査など），④医薬品開発をAIの実用化が早いと考えられる領域としており，段階的に取り組むべきとしているのが⑤介護・認知症，⑥手術支援としている。さらに，わが国の状況を冷静に判断し，強みが生きるものと課題あり（先進国に比して遅れている）とするものとを明確に「○」，「×」で区別している。このように報告書は極めて現実的である。一方，課題とされた中に，「診断・治療支援」があり，そして具体的な課題として，①医療情報の増大によって医療従事者の負担が増えること，②医師の地域偏在や診療科偏在への対応が必要，③難病では診断確定までに長い期間がかかることが掲げられている。②はともかく，①と③は診療情報管理士に強く関わることである。おそらく，その中核となる課題は，データベースの充実であろうと思われる。ご承知の通り，医療機関の中には多くのデータがあるが有機的に接続されておらず，単発的な用途で終わってしまいがちである。また，本来はほかの用途で用いることができる場合であっても，利活用への理解や意欲が欠如していて，宝の持ち腐れとなっているのではなかろうか。ものの管理から情報の管理へ，言い古された台詞ではあるが，今こそAIが誤った判断をしないように良質なデータベースを作るということに注力したい。

　　　　　　　　　　　　　　　　　　　　　　　　　　　　　（阿南　誠）

第4章

DPC

DPCにおける各種係数

　DPC調査および分析を担当するように言われました。DPC制度についてわからないことがありますので教えてください。
　まず，DPCは，1日当たり包括点数ですが，包括点数以外に係数というものがあると聞いています。それらの各種係数について教えてください。次に係数の中で，特に機能評価係数Ⅱにより病院が評価されると聞きました。係数が少ないと病院の医療が適正でないと評価されるのでしょうか。また，当院の状況を把握するためには，ほかの施設と比較することは可能でしょうか。さらに，今後係数の設定は，変更されることがありますか。

1．各係数の種類
　係数としては，基礎係数，機能評価係数Ⅰ，機能評価係数Ⅱがあります。これを総称して医療機関別係数と言います。

2．各係数の内容
①**基礎係数**：DPC対象病院の特性に応じて3つの医療機関群に分類されています。それぞれの群に応じて係数が設定されています。
②**機能評価係数Ⅰ**：医療機関の人員配置や医療機関全体として有する機能など，医療機関単位の構造的因子を係数として評価しています。出来高評価体系において当該医療機関の入院患者全員に対して算定される加算などが該当します。項目は，総合入院体制加算・臨床研修病院入院診療加算・診療録管理体制加算・医療安全対策加算・感染防止対策加算・感染防止対策地域連携加算・一般病棟入院基本料（7：1）・医師事務作業補助体制加算・検体管理加算・急性期看護補助加算・後発医薬品使用体制加算・データ提出加算などがあります。
③**機能評価係数Ⅱ**：医療機関の診療実績等を踏まえた機能に基づく評価を行うためのものです。項目としては，保険診療係数，効率性係数，地域医療係数，複雑性係数，救急医療係数，カバー率係数があります。

3. 機能評価係数Ⅱの評価

　機能評価係数が低いと適正な医療を実施できていないということにはなりません。保険診療指数は，診療情報管理士などが適切にデータを提出することが必要です。効率性においては，Ⅱの期間までに退院される患者さんもあれば，重症度が高くⅢの期間を超える方もあり，一概に不適切とは言い難いです。また，カバー率は，大きな施設ほど高い傾向にあり，各施設，各地域の特性にもよります。ただし，他施設と比較するなどして標準的な医療が進められているかの参考値となります。

4. DPCデータの比較

　DPCのデータは，毎年厚生労働省より公開されており，また，ベンチマーキングシステムが導入されていれば，同規模の施設と比較すると自院の現状を把握し，改善点などを把握することができます。

5. 係数の項目の追加・変更

　2018年度の診療報酬改定で，後発医薬品係数は機能係数Ⅰに変更され，重症度係数は廃止になりました。今後，追加・修正されることについては，厚生労働省の議事録を確認することが必要です。

機能評価係数Ⅱの設定

　機能評価係数Ⅱは，毎年4月前に病院宛てに文書により連絡があります。2019年度分も連絡がありました。告示内容を確認するとデータ提出指数が減少していました。DPC調査データの提出期限に必ず間に合うように提出していたにもかかわらず減少していたため，何かの間違いではないかと，前年の改定時には，再々訂正で送付されてきたことを思い出し，不安になりました。そこで，この告示されているDPC調査データが適切かどうかを調べる方法はないかと考えました。

　まず，確認するためには，下記のことを整理する必要があると考えます。
①DPC調査期間のいつからいつまで使用し計算されているのか。
②提出データは，すべて使用されているのか。自費関係を除くにしてもその他病棟分は，計算対象とされているのか。というのも当院はケアミックス

を有している施設であり，回復期リハビリに転棟した患者は，救急による来院患者も入っており除かれていると係数に影響が発生していると考えられるためです。

A 1．2019年度医療機関別係数の内示にかかるFAQによると効率性係数，複雑性係数，カバー率係数においては，2017年10月から2018年9月期間に12症例以上ある診断群分類患者と回答されています。その他詳細は，上記2019年度医療機関別係数の内示にかかるFAQを確認ください。

2．対象患者は，一般病棟の入院患者（療養病棟精神病棟などの入院患者は対象外）。
- 包括評価の対象となった「診断群分類」に該当した者
- ただし，以下の者を除く
  - 入院後24時間以内に死亡した患者，生後7日以内の新生児の死亡
  - 臓器移植患者の一部　同種心移植，生体部分肝移植，造血幹細胞移植など
  - 評価療養を受ける患者
  - 一部の特定入院料などの算定対象患者
    回復期リハビリテーション病棟入院料，緩和ケア病棟入院料などを除き，DPC調査データの公開がされています。これと同様に対象範囲であると思われますが，明確な記載はありません。各施設にDPC調査事務局より送付されてきた資料により試算いただくことにより対象範囲が明確になると考えます。

 医療機関群の設定

2012年度より医療機関群が設定されましたが，なぜ設定されたのでしょうか。さらに，2025年の病床機能再編図によると高度急性期・一般急性期・亜急性期等・長期療養・介護施設等になっています。この中の高度急性期は，DPC特定病院群と同じでしょうか。

そのほか，医療機関群の大学病本院群は，大学病本院のためその他の病院が大学病本院群になることはありませんが，DPC特定病院群になることはあります。DPC特定病院群の条件には，診療密度・医師研修の実施・高度な

第4章 DPC

医療技術の実施・重症患者に対する診療の実施があります。この中で診療密度は，どのような仕組みで計算され，かつ診療密度は，上昇させることが可能でしょうか。

A ①**基礎係数の設定**

　　多様な病院がDPC/PDPSに混在する中で，例えば100床規模の病院と特定機能病院を同じスケールで評価することは困難であり，病院を類型化したうえで，病床規模別などの病院の機能や特性を反映させた「基礎係数」を設定するとされています。

②**DPC特定病院群と高度急性期病院は，同一か**

　DPC特定病院群の要件である診療密度・外保連手術指数・重症患者に対する診療の実施の基準をクリアしなければ，高度急性期とはなり得ないと考えます。2025年までにさまざまな議論がされるでしょうから適時動向を見て病院の立ち位置を確認し，対応方法を検討する必要があると考えます。

③**診療密度**

a　当該医療機関において症例数が一定以上の（1症例／月：極端な個別事例を除外するため）診断群分類に該当する疾患について，当該医療機関が全DPC対象病院の平均的な患者構成と同様な患者群に対して診療を行ったと仮定した場合の1日当たり包括範囲出来高実績点数を算出するとなっています。例えば心臓カテーテル検査3日間で対応するものを4日・5日で対応すると診療密度が低下することになります。低下しなければ標準的な医療行為以外を実施されているかもしれません。また，厚生労働省では，診療密度を病床規模別，参加年度別，大学病院本院か否かなどにより分析し，大学病院本院は，大学病院以外と比べると1日当たり点数が高くなっています。これらにより基準値も参考にされていると考えます。

b　クリニカルパスの適用率を増加させることにより，在院日数の適正化，また，前方連携，後方連携を強化することや，術前日数の適正化によるベッドコントロール管理を行うことが必要です。

c　DPCベンチマーキングシステムなどにより他院と比較し，DPC入院期間別比率，診療区分別点数および内容の詳細などを確認し，処置行為，病棟内でのポータブルエコー実施分など医事算定分と病棟実施分を照合し，記録がなく算定できていないものについて医療事務の方と協力し，現場の方へ適正な記録をいただくように依頼するなど施設の改善点があれば提案

することができます。これにより診療密度の評価につながると考えます。

Q053 DPC調査（データ提出）の概要と院内体制

今般，2018年の診療報酬改定で回復期リハビリ病棟入院料の要件に，DPC調査（データ提出）に協力していることが加わり，当院も遅ればせながら，調査に対応するように院内の体制を整えることになりました。具体的なDPC調査（データ提出）の概要とそのための院内体制の構築について教えてください。

A DPCの調査（データ提出）に協力している医療機関は，準備病院や出来高算定病院まで含めると2017年度末時点で3,701施設に上り（**表1**），調査にあたっての手法などは，ある程度確立してきていると言えるのではないでしょうか。

2018年度診療報酬改定では，「診療実績データの提出義務の拡大」という入院医療について極めて大きな見直しが行われました。2016年度改定で，7対

表1　調査対象施設数[1]

病症規模（右） 施設類型（左）	100床未満	100床以上 200床未満	200床以上 300床未満	300床以上 400床未満	400床以上 500床未満	500床以上	合計
DPC対象Ⅰ群[2]	—		—	1	1	80	82
DPC対象Ⅱ群[3]	—	1	1	16	28	94	140
DPC対象Ⅲ群[4]	279	434	305	226	118	79	1,441
対象病院合計	279	435	306	243	147	253	1,663
DPC準備病院[5]	149	99	16	3	—	—	267
出来高算定病院[6]	1,556	190	21	4	—	—	1,771

※1　当該年度中において退院患者調査より辞退した医療機関は除外
※2　大学病院本院で構成されるDPC対象病院群
※3　※2以外の，特定の要件を満たすDPC対象病院群
※4　※2，3以外のDPC対象病院群
※2〜4　2018年度以降はそれぞれ，大学病院本院群，DPC特定病院群，DPC標準病院群と名称変更
※5　今後DPC対象病院となるよう準備している病院群
※6　※2〜5以外のDPCデータを提出する病院群
〔中央社会保険医療協議会診療報酬調査専門組織（DPC評価分科会）資料 平成29年度DPC導入の影響評価に係る調査「退院患者調査」の結果報告について」，2019年2月13日〕

1・10対1病棟（2018年度改定後は，〔急性期一般入院基本料（急性期一般1-7）〕に改変），特定機能病院入院基本料（一般病棟7対1・10対1），専門病院入院基本料（7対1・10対1）と地域包括ケア病棟においてデータ提出が義務づけられましたが，質問にあるように2018年度改定後は，病床規模など一部の限定はあるものの，新たに「回復期リハビリ病棟入院料」と「療養病棟入院基本料」の算定病棟を持つ病院にもデータ提出が義務づけられることになりました。

　DPC調査（データ提出）を行う医療機関が徐々に拡大しデータ提出業務が一般化してきたとは言え，医療機関の規模や体制によって，そのあり方はまちまちです。最終的には，自施設の規模や人員体制に合った無理のない方法を自ら模索して，どうやったら効率よく情報を集められるのかということを検討する必要があります。その意味でもDPC調査（データ提出）のデータが「退院時」に作成されることから，自施設の毎月の退院患者がどれくらいなのかをまず把握する必要があります。施設類型（急性期か回復期か慢性期か）による平均在院日数の長短によって，おのずと処理する（扱う）データ量が異なってくるので，どういった体制を整えたらよいかが変わってきます。

　身近な先発医療機関に見学に行くなどして，情報を集める方法もありますが，自施設と全く同じようなところを見つけることは不可能なので，試行錯誤は避けられません。これまでもいくつかの医療機関が導入までの経過やその後の運用についての報告を，雑誌や書籍などで行っているので参考にするのもよいでしょう。

　日本診療情報管理士会においても，2009年4月から2010年3月まで刊行されたニューズ・レターで「DPC業務の実際」と題した連載が行われ，社会医療法人敬愛会中頭病院（326床），国家公務員共済組合連合会新別府病院（269床），市立大村市民病院（284床），社会福祉法人恩賜財団済生会新潟病院（427床），医療法人社団洛和会洛和会音羽病院（588床），南砺市民病院（180床），大分赤十字病院（340床），名古屋記念病院（464床），山口県厚生農業協同組合連合会長門総合病院（210床），公益社団法人鹿児島共済会南風病院（338床），社会医療法人医仁会中村記念病院（504床），箕面市立病院（317床）の12の医療機関が導入から実際の運用に至るまでを報告しています。

　まず，調査についての概要ですが，毎年厚生労働省から「DPC導入の影響評価に係る調査」実施説明資料が出されており，これをきちんと把握することが

肝要となります。この資料は，厚生労働省のホームページにPDFで掲載されることになっており，各自でダウンロードすることとなっています。内容は下記の3つの章で成り立っています。

Ⅰ　概要とスケジュール
　　□提出データの概要
　　□提出スケジュール等
Ⅱ　各様式と入力要領
　　□データ提出に係る通則的事項
　　□様式1　⇒退院サマリデータ
　　□様式3　⇒施設基準及び施設機能のデータ
　　□様式4　⇒保険情報
　　□D，E，Fファイル　⇒EFは出来高レセプトデータ，Dは診断群データ
　　□Hファイル　⇒Hは重症度，医療・看護必要度データ
Ⅲ　関係資料
　　□留意すべきICDコード　⇒コーディングテキスト（コーディングガイドラインは2014年4月，コーディングテキストとなっています）としても集約
　　□「DPC導入の影響評価」に係るレセプトデータダウンロード方式によるレセプト情報データ収集について　⇒システムベンダーによって方法がまちまちなので要確認
　　□レセプトデータダウンロード方式　D，E，Fファイルの作成及び事例

　（注）⇒以降は編者の注釈

　特にⅠに示されているスケジュールについては，厳守が求められており，提出日から遡ってどの時点までにどの作業を終えなければならないのかをきちんと把握して日々の業務計画を立案する必要があります。2012年度の調査からは，CD-RやDVD-Rなど複数の媒体での提出が認められると同時に，毎月から3カ月に1度の提出に改められました。

　また，2018年7月提出分（4月〜6月診療分）からはオンラインでのデータ提出が開始されることになり，提出データを郵便局に持ち込む手間や送料が削減できる一方で，従来の配送によるものより提出日が2日ほど短縮されてい

るので注意が必要です。

2019年現在，DPCデータ提出には，「データ提出加算」という保険点数上のインセンティブが与えられていますが，このインセンティブの代わりに，データ提出の遅延などが発生した場合に，医療機関にペナルティが課せられることになっています。そうなれば，この「データ提出加算」の算定が該当月1カ月間算定できなくなるばかりか，医療機関名も実名公表されることになります。こうした公表がなされるようになってから，毎回10施設前後が入れ替わり立ち替わり該当して現在に至っており，場合によっては厚労省のヒアリングの対象ともなりかねないので注意が必要です。

また，後述しますが，調査に必要な各様式をそろえるのに，どのセクションの協力が必要なのか，すべて1つの部署で完結できれば問題はありませんが，ファイルの抽出をほかのセクションに依頼する必要があればそことの連携は欠かせません。

各様式は，様式1，様式3，様式4，Dファイル，Eファイル，Fファイル，Hファイルの7つの基本様式に加えて，外来データの提出を行う場合は，外来Eファイル，外来Fファイルの9つになります。このうち，Dファイルについては DPC 対象病院，Hファイルについても一般病棟入院基本料（特定機能病院，専門病院を含む）や急性期医療を担う特定入院料〔特定集中（ICU）や救命救急等〕など施設基準や算定要件に重症度，医療・看護必要度が必須になっているところにのみ提出が義務づけられています。

今回，質問者が所属する「回復期リハビリテーション病棟」を持つ医療機関においても施設類型に合わせた FIM（functional independence measure；機能的自立度評価法）など独自の指標の入力が求められているので注意が必要になります。

これらの様式のうち，最も院内での調整が必要になるのは，様式1です。このファイルは，退院時サマリデータとも言うべきもので，当該月に退院した保険診療で治療した患者すべてに対して作成されます。様式1は，医師や看護師，医事課などそれぞれ関連職種が役割を分担して作成する必要があり，調査導入前には入念に根回しを行い，協力を取りつける必要があります。

こうした導入前後の他部署への働きかけについては，「ポイントと注意事項」として項目を改めて詳説しているので参照してください。

2009年に日本病院会で「診療情報管理士通信教育付加コース」として始まった「DPCコース」のテキストでは，この様式1が作成されるまでの院内体

制モデルとして以下の３つを例示しています。

【例１．様式１等のデータ収集を連絡表等の紙ベースで行う場合】

【例２．様式１等のデータ収集業務を医事課入院係が行う場合】

【例３．様式１等のデータ監査業務を独立部門が行う場合】

　以上の例は，個々の医療機関の体制や人員配置，システムインフラの導入状況によって，取り得る選択が異なります。先に挙げた管理士会のニュース・レターでの「DPC業務の実際」の報告を見ても当初は紙運用で行い，徐々に院内体制や人員配置，システムインフラを補いつつ構築していく中で，最終的には，診療情報管理部門がイニシアティブをとって，監査やデータの管理を行っていくというあり方を形成していくというのが大半です。

　よく「DPC（データ提出）を始めるのに電子カルテは必要ですか？」といった質問を受けることがありますが，基本的には，レセプト業務がレセプト電算に対応していて，E，Fファイルと様式４が抽出できるモジュールなどがシステムに備わっていれば問題ありません。様式１やHファイルについては，「DPC調査事務局」が無償で提供する入力ツールで対応することでも十分賄えますが，Hファイルの作成については，評価者である看護師との調整が重要になり，評価の手順や評価項目についての理解も必要になるでしょう。

　E，Fファイルと様式４を抽出するモジュールなどがシステムに備わっている場合，こうした必要ファイルを抽出する際に，すべて１つの部門（例えば医事課）で行うのか，医療情報部門など別の部署に依頼するのか，といったことでも業務フローが大きく異なることになるので，システムインフラを確認して作業工程を構築する必要があります。

　基本，E，Fファイルなどを抽出するシステムは，オーダエントリシステムや医事システムに付随しており，いわゆる「基幹系」と呼ばれるクローズドなあり方となっています。各端末のUSBやCD，DVDなどの外部記憶装置のドライブもアクセスできない仕様になっています。医療情報部門などセキュリティの確保された部署が分担して対応する場合は問題ありませんが，医事課などでこうした処理をする場合は，セキュリティに配慮し，最新の「医療システムの安全管理に関するガイドライン」などに沿った運用が必要になります。

DPC調査（データ提出）の注意すべきポイント

DPCの調査（データ提出）を開始するにあたって注意すべき点はありますか。また準備病院から対象病院を通じての注意点についても何かあれば教えてください。

A 調査にあたってポイントとなる事柄については，「DPC調査（データ提出）の概要と院内体制」のところでも触れた，日本診療情報管理士会のニュース・レター連載「DPC業務の実際」で報告してもらった施設担当者の言葉をいくつか引用して考えてみましょう。

○「病院運営において同じことが言えるのですが，やはりDPCを効率よく運用するためには，医師や病棟スタッフとの連携が1番のポイントです。担当する診療情報管理士や入院請求担当者が，どれだけ医局や病棟に足を運ぶかが重要だと思います。最近は院内メールや電話などで業務を終わらせることもできますが，やはり"Face to Face"が信頼関係を築く重要なポイントと考えます」

○「"餅は餅屋"という諺があります。"物事にはそれぞれの専門家がいる"ということです。DPC業務を大きく分けると，データ入力，データの点検，診療報酬の請求業務となります。それぞれの業務を確実に行いDPCを効率的に運用するには，他部署の業務を理解すること，また常日頃からコミュニケーションを取ることが重要となります」

○「当院の医事課は職員による病棟担当制を採っており，主治医とのコミュニケーションを病棟担当者が直接行っています。主に入院時診療計画書から初期のコーディングを施し，月替わりと退院時には全症例医師による承認をもらっています。病棟担当者に徹底したのは「診療録との矛盾を回避すること」でした。もちろん，投入した医療資源に見合わない症例もありましたが，その場合は必ず主治医にフィードバックを行っていきました。その先は人間同士のやり取りです。一見無謀とも言えるこの運用が請求開始当初から採れたのは，導入前後のシミュレートを自らの手で行ったからだと思っています」

○「①退院予定の連絡は，退院時にDPC決定し精算するために重要です。そのため，原則退院前日に連絡することになっていますが，退院当日に連絡があ

る場合に医師や病棟に患者ごとに理由を確認し院内への周知を図っていくことが望ましいと考えます。

②DPC／出来高比較などその他データのフィードバックは，主治医に1例ずつ詳細なデータをつけ検討をお願いすることによりDPC制度の理解が進むと考えられます。

③医師には，入職時にDPCの運用ルールを説明しておくことが必要です。

④医師から問い合わせがあればできるだけ医師に直接会い確認することが重要です。コミュニケーションが大切です」

○「①ほかの病院でもポイントの1つとして挙げられていましたが，問い合わせはできるだけ院内PHSで済ませず，"直接会いに行く"ことが大事であると考えています。信頼関係の向上はもちろんのこと，PHSで話すより長い時間セッションすることもでき，自身の知識レベルの向上につながります。

②医師から「DPCではどちらが高いの」と聞かれた時は，ケースバイケースで答えないこともあります（わからないと答える）。最も医療資源を投入した病名の選択にはDPCツリーは関係ないためです。

③将来的に請求自体も医事課主体ではなく，請求部門（医事課）と診療情報管理部門（診療情報管理課）の双方が業務分担をする必要があり，請求部門の従来業務を再確認すべきと考えています」

○「DPCの決定・確認では電子カルテをフル活用して医療サービス（請求担当部署の当院での名称です）や医師，看護師と情報を共有し，きめ細やかなサポートを行っています。運用管理体制を構築するうえで特に重要視したことは，①病名の確認を確実に行うこと，②細やかなサポートをしながらも，電子カルテのリスト機能，修正履歴を駆使することで伝達のためにメールや電話をわざわざするという2度手間を極力省くことの2点です。（中略）適切に診断群や調査項目が入力され，会計も正確な場合は，患者入院から退院までに必要な連絡は退院前に会計から診療情報管理室に送る精算確認メール1本だけです」

以上のことからもわかるように，キーワードとなっているのは，「コミュニケーションと連携」，「役割分担」，「情報共有」，「DPCのルールの徹底」といったことです。また電子カルテなどの既存インフラを最大限に活用して手間を省くなどの効率化も重要なポイントになっていることがわかります。

2018年度診療報酬改定では，「Q053　DPC調査（データ提出）の概要と

院内体制」のところでも触れたように「診療実績データの提出義務の拡大」という入院医療について極めて大きな見直しが行われました。改定後は，病床規模などの一部の限定はあるものの，新たに「回復期リハビリ病棟入院料」と「療養病棟入院基本料」の算定病棟を持つ病院にもデータ提出が義務づけられました。今後もこうした流れは促進するものと考えられ，最終的には，入院医療を扱うすべての病院にデータ提出が義務化されることになるのでないかと思われます。その意味では，上記に示したポイントはどの病院においてもデータ提出業務を確立するうえで参考になるのではないかと思います。

　DPCに参加するにあたっては，ご存じの通り，調査データのみを提出し，診療報酬は出来高算定をする準備病院を経て，診断群分類による包括算定をする対象病院になるという過程を取ります。基本，準備病院であろうと，対象病院であろうと，提出する調査データについては変わりがないというのが前提です。

　しかしながら実際には，準備病院での調査のあり方と，対象病院になってからの調査のあり方については，微妙に差があるというのが正直な感想です。導入している医事システムについても，準備病院の場合は，医事請求とは連動する必要がないので，レセプト電算にさえ対応していれば，退院サマリデータである「様式1」については，紙運用で情報を集め，DPC調査事務局から提供されるツールにその情報を入力する形で作成して対応することも可能です。

　一方，医事請求についても，従来通り出来高の請求となっているので，レセプトにつけられる傷病名も様式1を意識することなく，今まで通り診療内容に応じて適宜つけられることとなり，どれが入院の契機となった傷病なのか，どれが主病なのか，医療資源を最も投入した傷病はどれなのかは，明確でないままになってしまいがちです。調査は調査，請求は請求といった具合に，それぞれ本音と建前とでもいうように，実態として乖離が見られるようになります。そうなると，往々にしてレセプト電算から抽出される「E，Fファイル」の内容と様式1で計上される傷病との間で食い違いが生じることとなります。

　このようなあり方は，DPC対象病院になったのを機に，診断群を決定する必要性から，システムなどで医事請求と連携する中で擦り合わせが行われることになります。調査と請求のあり方がバラバラになったまま継続されると，請求に必要な最低限の傷病名しか申告せず，併存病名や続発病名が正しく申告されないなどの問題も起こることとなります。

　こうした問題は，中医協のDPC評価分科会でも問題になっており，調査の正確性や精度にも影響を与えかねません。準備病院の段階から将来の対象病院

に向けた施設全体，特に医事の意識改革を行っていく必要があるのではないでしょうか。

DPC調査（データ提出）のQ&A

　DPC調査（データ提出）のQ&Aとしてよくあるものとしては，どんなものがありますか。また疑義が生じた場合の対応はどのようにしたらよいのでしょうか。

　ここでは個別のQ&Aについてではなく，疑義が発生した時の対応などを中心に述べてみたいと思います。

　DPC調査に際して疑義が生じた場合には，原則，調査を管轄している「DPC調査事務局」に対して，疑義照会をすることになります。ただし，点数算定や診断群の選択など保険請求に係ることについては，回答する権限はないとして，地方厚生局に疑義照会をするように指示されます。DPC事務局からの回答は，例えば下記のようになります。

ご質問の件，回答いたします。

大変申し訳ございませんが，ICDコードの決定，医薬品に関しての適応，算定および診断群分類に関して，当方でお答えすることはできません。
お手数ですが地方厚生局へお尋ねください。

　　　　　　　　　　　　　　　　　　　　　　　　　　DPC調査事務局

　基本的に各医療機関からDPC調査（データ提出）に対して寄せられた質問については，電子メールで，DPC調査（データ提出）の担当者として登録した担当者から行い，再び個々の医療機関の担当者に電子メールで回答されることになっています。さらに翌年以降の「DPC導入の影響評価に係る調査」実施説明資料に，各医療機関から寄せられた質問のうち，よくあるものについては各項目の「Q&A」として掲載されて積み上がっていくこととなります。

第4章 DPC

　DPC調査（データ提出）に係る担当者から寄せられる質問は多岐にわたりますが，システムに関する問題も結構あります。医事システムやDPCに係るシステムも電子カルテの例に漏れず，ベンダーによってまちまちで標準化は不十分なままです。これまでも管理士会から，こうしたシステムベンダーの連合体である保健医療福祉情報システム工業会（Japanse Association of Healthcare Information Systems Industry;JAHIS）などを通じて改善事項の要望を出して，改善を図ったことも少なくありません。

　では，管理士会のメーリングリストなどで過去に話題となった主なQ&Aや取り上げられている内容の一部について触れてみましょう。

　特に，管理士会のメーリングリストでも議論になった事柄は，標準病名マスターや未コード化病名に関すること，管理士会でも継続的に取り組んでいるコーディングテキストなどに関する質問が多くを占めています。また，DPC評価分科会などでも「DPCデータ部門と請求部門が分かれていることが問題であるとして，請求事務の効率化，DPCデータとレセプトデータの双方をリンクさせた形で精度向上」に関して，医事請求と診療情報管理部門との調整のあり方などについても多くの質問や議論があったことを付記しておきたいと思います。

Q 056　コーディングの精度管理

　DPC準備病院からDPC対象病院になりました。DPC対象病院になると，準備病院の時とは違ってリアルタイムで医療資源病名を決めなければなりません。

①3つの傷病名はそれぞれ違ってもいいのでしょうか。

②退院時に医療資源最投入傷病名を決定し，患者の退院の際に会計に結びつけるためにはどのような体制を作るのがよいでしょうか。

③DPC対象病院になっていますが，コーディングの精度が担保できていないように思います。精度を高める方法を教えてください。

A　①DPC制度においては，3傷病名，すなわち，入院契機傷病名，主傷病名，医療資源を最も投入した傷病名は必須になります。3病名が同じ場合が多いですが，症例によりそれぞれ違っても問題はありません。

②傷病名は医師が決めます。DPCは傷病名と医療行為の組み合わせですので，最も医療資源を投入した医療行為の対象傷病が医療資源病名となるのが一般的な考え方です。患者の退院は2，3日前には決まっていることが多いと思われます。特に，クリニカルパスを使用した症例は早めにわかることが多いと思いますので，連絡体制を確立することが必要です。

　業務分担と流れについて示します。

　医師は事前に退院を決めたら，その情報を電子カルテに入力する，あるいは医事課算定者に連絡します。医師は，傷病名については医療資源病名ばかりではなく，入院時併存症，入院後発症疾患についても適切に付与する必要があります。入院時併存症，入院後発症疾患については，レセプトでは4病名までの登録ですが，厚生労働省に提出する様式1ではそれぞれ10病名まで登録可能です。しかし，診断群分類の決定に関係するものがある場合には，重要な順にコードするというルールに基づきます。

　診療情報管理士は入院時，退院時，月末時に診断群分類が正しいかどうか，診療記録を見てチェックを行います。不具合がある場合には必ず医師に確認し，正しい情報を確定し医事算定者に伝えます。

　算定者は入院中の診療行為情報すべてをオーダリング情報などから漏れなく把握し，確認・入力します。

　退院当日に退院時処方等があるかどうか再確認し，算定を確定し退院会計担当者につなぎます。

　最終的には，電子カルテにおいても，紙カルテにおいても，傷病名と診断群分類については医師の承認を残すことが後日のトラブルなどの防止のためにも重要になります。

　傷病名確認の連絡体制，退院決定の連絡体制を作り，医師，病棟看護師などの医療現場側と診療情報管理士，医事課とのコミュニケーションを図りながら円滑な運営体制を確立させましょう。

　2012年12月7日の中医協DPC評価分科会の資料（診調組D-2）では次のように記されています。

第4章 DPC

> ＜参考：留意事項通知（抜粋）＞
> 第2診断群分類区分等について
> 1．診断群分類区分適用の考え方
> （1）（前略）入院患者に対する診断群分類区分の適用は，当該患者の傷病名，手術，処置等，副傷病名等に基づき主治医が判断するものとする。（後略）
> （2）「傷病名」は入院期間において治療の対象となった傷病のうち医療資源を最も投入した傷病（医療資源を最も投入した傷病が確定していない場合は入院契機となった傷病をいう。）について，主治医がICD10から選択すること。
> （後略）

③医師が付与した診断群分類，ICD10コードについて，診療情報管理士が再確認することにより，適切な診断群分類とICD10コーディングができると思われます。ICD10コードについて，熟知している医師は少ないと思われますので，診療情報管理士と医師との連携体制をしっかり築いて，疑義がある場合には相談できるより良い関係を築き，適切なコーディングを行いましょう。

　コーディングについては，厚生労働省が指定している「適切なコーディングに関する委員会」を開催していることが重要です。厚生労働省は年に4回としていますが，病院によっては4回にとどまらず頻回に行っている施設もあります。厚生労働省はこの委員会について，「コーディング委員会とは，標準的な診断及び治療方法について院内で周知を徹底し，適切なコーディング（適切な診断を含めた診断群分類の決定をいう。）を行う体制を確保することを目的として設置するものであって，診療報酬の多寡に関する議論を行う場ではないことに留意すること。また，コーディング委員会開催時には，「DPC／PDPS傷病名コーディングテキスト（厚生労働省保険局医療課）」を活用することが望ましい」（保医発0326第7号）としています。この委員会を大いに利用して，ICDコーディングの問題点を出し，特に医師のICDへの理解を深めることが重要です。そのためには，研修会を開催するなど積極的に院内に働きかけることも必要です。

　2013年4月3日の中医協DPC評価分科会では，厚生労働省からヒアリング調査を受けた優れた5つの医療機関の院長と診療情報管理士と関係各位

が招集され発表されています。自院のコーディングについての精度管理をどのようにしたらよいかについてのヒントがたくさんありますので、ぜひこの資料を読んでみましょう。

また、DPCデータを分析してみることも必要です。おかしなデータが出てきて思わぬミスを見つけることもできると思います。DPC/PDPSのデータは多方面の視点から分析ができます。データの後利用という面からも、またデータの精度を高めるという面からも試みてみましょう。

 原疾患と医療資源病名

臨床現場においては、入院時にはなかった傷病名が入院後に新たに発症することは起こり得ます。また、原疾患の治療にではなく、後発疾患について高額な薬剤投与が行われたりすることもあります。DPC/PDPS制度において、包括算定点数と出来高算定点数を比較してみると、高額薬剤を投与したことにより大きなマイナスが発生することがあります。

マイナス発生により病院の持ち出しになるからといって、本来の治療対象であった原疾患ではなく、次に示すように後発疾患で医療資源病名を選択することは正しいのでしょうか。
① 手術後に敗血症やDICが発症し、そのため高額薬剤を連日使用する症例があります。そのような場合には入院後続発症に該当する病名を医療資源病名としてよいのでしょうか。
② 呼吸不全のようにxx不全病名について、適正な使い方について教えてください。

A ①2012年4月25日の中医協DPC評価分科会において、診断群分類の選択について、事例によっては不適切なコーディングが散見される、コーディングの質が医療機関ごとに大きな差があるという指摘がありました。その指摘を踏まえ、DPC/PDPSコーディングマニュアルをDPC研究班で作成することが検討され、2012年12月7日に「DPC/PDPS傷病名コーディングガイドVer.0.75」として初版が公開されました。その後、中医協DPC評価分科会の検討を経て、2014年4月に「DPC/PDPS傷病名コーディングテキスト」厚生労働省保険局医療課版として公開され、その後

は診療報酬改定時にバージョンアップされています。また，医学的に疑問とされる可能性のある傷病名選択の例や注意すべきコーディングの事例集が掲載されています。インターネットからダウンロードできますので参考にするとよいでしょう。

DIC，敗血症については，下記の記載があります。

DIC，敗血症等の入院後発症疾患を医療資源病名とする場合

医療資源病名としての選択にあたっては，診療内容が医療資源の投入量等の根拠に乏しいものであってはならない。入院後発症疾患を医療資源病名として選択した根拠が必要である。

例

・DICを医療資源病名とする場合は，「厚生省特定疾病血液凝固異常症調査研究班のDIC診断基準」等の診断基準（出血症状の有無，臓器症状の有無。血清FDP値，血小板数，血漿フィブリノゲン濃度，プロトロンビン時間比等の検査結果等）に準拠する必要がある。

・診療行為が一連の診療経過に含まれており，傷病名選択の根拠が診療録に適切に記録されている必要がある。

【参考】

・重篤副作用疾患別対応マニュアル
　　http://www.mhlw.go.jp/topics/2006/11/tp1122-1.html

・日本版敗血症診療ガイドライン
　　http://www.jaam.jp/html/info/2017/info-20170228.html

・なお，流産後DIC（O081），凝固障害を伴う（常位）胎盤早期剥離（O450），分娩後のDIC（O723）については，別分類になるので適切に選択すること。

DPC制度が導入されて以来，中医協では医療資源病名としてDICや敗血症が他医療機関よりも非常に多く出現していた医療機関の院長に対してヒアリングを行った時期がありました。その中には，DICの診断基準を満たしていないもの，コーディングが不適切と考えられるものが含まれていたようです。これらの疾患を医療資源病名に決定する際には，十分な検討が必要になります。

DICや敗血症はある事柄によって引き起こされる疾患ですので，上記文面にあるように，入院後発症疾患を医療資源病名とする場合には相応の理由が

必要です。また，診療記録には適正な記載を残さなければなりませんし，レセプトにも適正な症状詳記が必要になります。

② 心不全や呼吸不全は数多く使用されている傷病名です。これらの疾患を医療資源病名とする場合には，DPC/PDPS傷病名コーディングテキストにおいて，「原疾患を医療資源病名として選択する」として注意を促しています。すなわち，心筋症や急性心筋梗塞が明らかな場合には心不全を医療資源病名とはしないこと，肺癌や肺炎の場合には呼吸不全を医療資源病名として選択しないということです。

　このように，DPC/PDPSにおいては，医療資源病名は原疾患が重視されています。

　いずれにしても，診療記録には適切な記載が必要ですので，診療情報管理士は記録についての精度管理も行いましょう。

Q058 医療資源病名の「.9」（部位不明・詳細不明コード）と未コード化傷病名の使用割合

① 詳細不明コードの「.9」の使用がまだ多く，10％に近い月が続いているのですが，どのようにしたらよいでしょうか。

② 「.9」が使用できないために，「.8」を使うという話をよく耳にします。そのような「.8」の使用はおかしいと思いますが，いかがなのでしょうか。

　部位不明・詳細不明コードの使用割合と未コード化傷病名の使用割合については，機能評価係数Ⅱにおける保険診療係数の中で評価の対象となっています。保険診療係数は，提出するデータの質や医療の透明化，保険診療の質的向上など，医療の質的向上を目指す取り組みを評価する係数で，①適切なDPCデータの作成，②病院情報の公表，③保険診療の質的改善に向けた取り組み（2019年度からの評価を検討）の3区分で評価されています。

　部位不明・詳細不明コード「.9」については，適切なICDコードが選択できているかが評価の対象になります。例えば，胃体部癌（C16.2）の記載にもかかわらず，病名を胃癌（C16.9）にしてしまうことを指します。2012年度診療報酬改定の機能評価係数Ⅱの見直し（質の評価）の中で，使用割合がそれまでの基準40％から20％に引き上げられました。さらに，2018年度診療報酬改定の機能評価係数Ⅱの見直しにおいて，「.9」の使用割合は10％に引き上げ

第4章 DPC

られました。DPC対象病院のデータ提出における適切なデータ作成のための評価の基準値が見直されたものです。評価指数は原則満点（1点）ですが該当した場合は減算される方式で，「部位不明・詳細不明のコード」の使用割合が10%以上の場合に，当該評価を0.05点・1年間減じるということになりました。

　毎年の「DPC導入の影響評価に係る調査」実施説明資料の中で，「留意すべきICDコード」として掲載されております。今までも見直しが行われていますが，2018年度改定からは次の改定を予測した留意コードがさらに増えていますので，日頃から常に注意が必要です。過去の見直しで「.9」がついていても使用できるコードが緩和された部分もあります。例えば，肺炎はその1つですが，「.9」に甘んじるのではなく，病原菌が明らかになった場合は適切なコードを付与することが大切です。

　診療情報管理士は，診療記録を読んで詳細な部位や病原菌を把握し，詳細不明コードの使用をできるだけ減らすよう，適正なコーディングに関する委員会での検討や院内への周知等を行う必要があります。

①DPC導入の影響評価に係る調査」実施説明資料の「留意すべきICDコード」を参照にして，どのような傷病名に「.9」が使用されているのか調べてみてはいかがでしょうか。手術をしているにもかかわらず「.9」を使用している場合には，診療記録の記載を確認してください。手術をしているのですから詳細部位はわかるはずです。記載がない場合には，医師に記載する必要性を促し，記録をしてもらいましょう。疾患によっては画像診断の進歩に伴い，詳細部位が明確になるものもあります。手術の対象にならない疾患の場合でも，留意コードに○がついているものの使用はできる限り避けましょう。手術の有無にかかわらず，医師に適切な記載を求める必要があります。また，院内全体として適切な記録の記載とICDコードの理解をしていかなければなりません。

　一方，医師が病名入力の時点で「.9」を選択することが多い場合には，病名入力システムの見直しやそのシステムの運用方法についても検討する必要があると思われます。

②「.8」はコードによっては，「xxxのその他の明示された疾患」である場合とI20.8のように「その他の型の狭心症」として労作性狭心症や夜間狭心症などが該当する場合があります。悪性新生物の場合には，xxの境界部病巣になります。このように「.8」にも意味がありますので，標準病名コードばかりではなく，基本であるICD10第1巻内容例示表に戻り，「.8」コードが該当

するのかどうかを確認することが大切です。したがって，単に「.9」を避けるための「.8」の使用は認められません。
③未コード化傷病名は，適切な傷病名コードが選択できているかを評価しています。標準病名マスタにコードがあるにもかかわらず，9999としてワープロ病名を入力していることを指します。この評価は今までは20%以上が減点対象でしたが，2018年度診療報酬改定から2%以上が減点対象となりました。さらに，従来はレセプトデータで評価されていましたが，2019年度以降は様式1のすべての病名から評価されることになります。標準病名マスタは年に4回バージョンアップされていますので，標準病名マスタの管理を怠りなく行っていく必要があります。

DPC委員会

　DPC対象病院の基準に委員会の設置および開催が定められていますが，委員会とはどういうものでしょうか。また適切なコーディングとはどういうことでしょうか。

　DPC対象病院の基準として以下の項目があります。
・急性期入院医療を提供する病院として，7対1入院基本料または10対1入院基本料に係る届出を行っていること。
・診療録管理体制加算に係る届出を行っていること。
・標準レセプト電算処理マスターに対応したデータの提出を含め厚生労働省が毎年実施する「DPC導入の影響調査に係る調査」に適切に参加できること。この調査において，適切なデータを提出し，かつ，調査期間1カ月あたりの（データ／病床）比が0.875以上であること。
・「適切なコーディングに関する委員会」を設置し，年4回以上，当該委員会を開催しなければならない。

　この「適切なコーディングに関する委員会」とは，標準的な診断および治療方法について院内で周知を徹底し，適切なコーディング（適切な診断を含めた診断群分類の決定を言う）を行う体制を確保することを目的として設置するものとし，コーディングに関する責任者のほかに少なくとも診療部門に所属する

医師，薬剤部門に所属する薬剤師および診療録情報を管理する部門または診療報酬請求を統括する部門に所属する診療記録管理者を構成員とする委員会を言います。

なお，病院内のほかの委員会において，目的および構成員などが適切なコーディングに関する委員会の要件を満たしている場合には，当該委員会を適切なコーディングに関する委員会と見なすことができます。ただし，当該委員会の設置規定などに適切なコーディングに関する事項を明記し，適切なコーディングに関するテーマについて，年4回以上，委員会を開催しなければなりません。

DPC病院では「適切なコーディングに関する委員会」を開催しなければならず，まずは委員会規定を作成する必要があります。規程では，通常，目的，組織，委員・委員長，任期，開催，審議内容，事務局などを定めます。

委員は医師，薬剤師，診療情報管理士，医事課の場合が多いようですが，看護部，コメディカルも参加することにより病院全体への周知を行いやすくなります。開催は年4回以上が基準ですが，やはり毎月開催する方が委員会の機能を発揮できるでしょう。審議内容としては，詳細不明コードの発生率や医療資源を最も投入した傷病名の修正事例などがあります。

厚生労働省は2012年12月7日に，診療報酬調査専門組織・DPC評価分科会を開催し，「コーディングマニュアル」が議論されました。DPCのコード（診断群分類番号）を決定において，不適切なコーディング（例えば，点数の高いコードを不適切に選択するアップコーディングなど）が見られたり，またコーディングの質に差がある，などの問題点が指摘されています。そこで，DPC研究班（東京医科歯科大学の伏見教授を班長に据えた，いわゆる「伏見研究班」）において，コーディングマニュアルの策定検討が進められてきました。そして，2013年3月14日「DPC/PDPS傷病名コーディングガイド（Ver.1.0）」が示されました。また，執筆時点では，ICD-10（2013年版）への改訂による影響などを踏まえ，2018年4月にコーディングテキスト改訂版が公開されています。

診療情報管理士は適切なコーディングのため努力していると思いますが，すべての病院で医師にICD-10やDPC制度が浸透し理解されているわけではありません。コーディングテキストによって一定の判断基準が示されることにより院内での共通認識が生まれ，コーディングの精度がさらに向上していくことが期待されています。

Q 060 役に立つDPC分析の視点と実際

DPC分析を行う際にどのような視点・観点で見ればよいのか教えてください。また，DPC分析にはどのようなものがあるのか教えてください。

A 医療の質の向上や健全な病院経営を実施するには，DPCデータなどを分類・集計し，診療情報として可視化し，自院の医療状況をすることが重要となります。まずは病院全体の概況を把握し，そこから見出される課題，問題点についてドリルダウンして原因を追究し対策を立てていくことになります。また，診療機能分析を行い自院の診療特性や来院情報を把握し，他医療機関や全国平均と比較（ベンチマーキング）することにより，2次医療圏における自院の強み・弱みを見極め，今後の病院経営戦略を立てることができます。

分析の視点としては，全体・診療科別・MDC別・DPC別（6桁，10桁，14桁）において，一般的に以下のように分けることができます。

・診療情報分析
　　患者数，在院日数，包括総収入，1日当たり収入，再入院率，死亡率
・来院患者状況分析（マーケティング分析，地域シェア分析）
　　入院経路別患者数
　　救急患者数
　　紹介率／逆紹介率
　　マップ分析
・生産性分析
　　ジェネリック使用状況
　　薬剤指導管理算定率
　　病棟薬剤業務実施加算算定率
　　リハビリテーション総合計画評価料算定率
　　退院時リハビリテーション指導料算定率
　　肺血栓予防管理料算定率（周術期患者における）
・効率性分析
　　平均在院日数と入院期間尺度
　　高額検査の実施状況
　　術前のCT・MRI実施率

術前・術後日数
・医療の質分析
　　75歳以上の褥瘡発生率・褥瘡対策の実施率
　　75歳以上入院患者の入院中骨折率
　　術後の大腿骨頸部骨折の発生率

　日本診療情報管理学会が示している「診療情報管理士業務指針」において，業務の範囲，業務実施の方法，当面取り組むべき環境整備などが示されています。病院の管理・運営のための業務として，診断名等のコード化と分析業務があげられており，DPCデータのICDコードは実施された診断行為や医療費データと関連づけられている，病院機能の把握と経営管理において極めて重要な資料となると記されています。

　診療情報管理士は，様式1の診療情報項目については診療記録を読み，正確な情報を漏れなく収集し，病名などについては，医師と日々，情報交換を行いながら精度の高いデータを構築していく役割を担っています。

　役に立つDPC分析を行うためには，精度の高いDPCデータを作成する必要があり，診療情報管理士が積極的にDPC分析に関わることにより，質の高い医療の提供や病院経営の効率化が推進されていくでしょう。

Q 061　DPCと施設基準

DPC対象病院としての条件（施設基準）について教えてください。

　2018年3月26日保医発第0326第7号「DPC制度への参加等の手続きについて」を参照してください。一部抜粋します。DPC対象病院は，次のすべての要件を満たさなければいけない。
- 急性期一般入院基本料，特定機能病院等の7対1・10対1入院基本料の届出
- A207診療録管理体制加算の届出
- 以下の調査に適切に参加
  ・当該病院を退院した患者の病態や実施した医療行為の内容等について毎年実施される調査「DPC導入の影響評価に係る調査」
  ・中央社会保険医療協議会の要請に基づき，退院患者調査を補完することを

目的として随時実施される調査「特別調査」
- 調査期間1月当たりのデータ病床比が0.875以上
- 適切なコーディングに関する委員会を年4回以上開催

DPC/PDPSと診療報酬請求（算定上の疑義）

　DPC/PDPSによる診療報酬請求では，傷病名を「『電子情報処理組織の使用による費用の請求に関して厚生労働省が定める事項及び方式並びに光ディスク等を用いた費用の請求に関して厚生労働大臣が定める事項，方式及び規格について（以下通知）』別添3に規定する傷病名を用いる」とありますが，どのようなことを言っているのでしょうか。

A　通知は，電子レセプトによるオンライン請求が始まる際に出された，各種マスターの使用条件を示したものです。つまり，請求に関する事項や方式，規格を指定したものです。よって，通知の中には，オンライン又は光ディスク等を使用する際の記録条件や傷病名，修飾語，医療行為，医薬品などのマスターが明示されています。質問の中の「別添3」は「傷病名コード（医科用・DPC用・歯科用）」を示しており，その中身は傷病名コードと傷病名から成ります。つまり，DPC請求に用いる傷病名の病名表現は，これらにある傷病名マスターの病名を使用することが条件になっているということです。

　ここで注意することは，この傷病名マスターは，MEDISの標準病名マスターを指しているのではなく，医事電算用の傷病名マスターを指定することです。MEDIS標準病名マスターは電子カルテ用のマスターとして開発され，医事電算用傷病名マスターは保険請求用のマスターであり，別々のものですが，互いに互換性を持つように工夫されています。よって，電子カルテで医師がつけた傷病名が医事の保険請求用のシステムに連動し，1度の電子カルテ側の登録作業で電子カルテの病名も医事システムの傷病名も登録されるようになっている病院情報システムは多いと思います。

　さらに重要なポイントは，これらの医事電算用傷病名マスターは，年間数回の修正があり廃止される傷病名や新規に追加される傷病名があるということです。したがって，DPC請求に用いる傷病名は常にリニューアルする必要があり，コーディングする際の傷病名もこれらの傷病名を用いなければならないこ

とになります（オリジナルの病名は使用不可）。ここで、注意する点が1つあります。医事電算用傷病名マスターにはICD-10コードは指定されていないということです。

ご存じのように、DPCにおいて、傷病名使用に対する詳細不明のコード「.9」の使用割合が問題視され、標準病名マスターの不備が指摘されていますが、上記の通りDPC請求においては、標準病名マスターを使用することも、標準病名マスターに附帯したICD-10に制限を受けることも、条件として指定されていないということです。つまり、電子カルテのための標準病名マスターについているICD-10を保険請求に使う必要はないということです。しかし、往々にして、医事システムは電子カルテからのICD-10を取り込むようにできています。

DPC請求においてICD-10は「別添3に規定する傷病名を用いるとともに、併せてICD-10コードを用いる」とされています。つまり、しっかりと適正なコーディングをすることが明示されているのです。

 DPCと審査

DPC請求の審査はどのように行われ、査定はあるのでしょうか。

DPCの保険請求は、診療報酬明細書と症状詳記、そしてコーディングデータを用いて審査が行われていますが、まずはDPC14桁の分類番号と傷病名、ICD-10コード、傷病名情報、入退院情報といった形式的な情報のチェックがあり、その後にコーディングデータと医療資源病名の妥当性が審査されます。医療資源病名の選択に疑義が生じた場合には、返戻としてコーディングの再考が指示されます。一方、出来高部分の医療行為については、出来高請求での審査と同様の審査が行われ、医療行為内容の妥当性や医学的な適正などについて審査が行われます。DPCレセプトでは、記載できる傷病名欄が入院時併存傷病名4つ、入院後発症傷病名4つの制限があるため、「3つ以下の場合には記載傷病名のみと見なす」という条件があるように、出来高部分の医療行為に対応した傷病名が記載されていなく、3つ以下の傷病名の場合には、出来高部分の査定が行われます。

DPCレセプトの点検ポイントは以下の通りです。

①診断群分類名と傷病名の点検

診断群分類区分に記載されている診断群分類名称（MDC名称）と傷病名が一致しているかを確認します。ICD-10を間違えることで，診断群分類区分が全く別の分類になってしまうため注意が必要です。

②副傷病名の点検

14桁コードの下2桁目（0か1か）と照合します。すべての分岐に提議副傷病の設定があるわけではないため，慎重に該当する定義副傷病設定を確認します。

③傷病情報の点検

主傷病名，入院の契機となった傷病名は必須です。また，定義副傷病ありの分岐番号を選択した時は必ずその副傷病名が，傷病情報にあることを確認します。

④入退院情報と診療関連情報の点検

入退院情報欄は，主に予定・緊急・救急入院の区分を確認。出来高部分の救急医療管理加算と救急入院区分が一致していることを確認します。診療関連情報欄には入院時年齢，出生体重，JCSなどの情報を入力しますが，特にこの欄は分類番号の手術有の裏付けとなる術式名，手術・処置等1，2に適用される手術，処置名や指定された薬剤を印字されているかを確認します。

第 5 章

がん登録

Q 064 がん登録の種類

がん登録の種類について教えてください。また，その主な目的や違いについても教えてください。

わが国のがん登録には，主なものとして以下の3つがあります。
①全国がん登録（地域がん登録）
②院内がん登録
③臓器別がん登録
以下，それぞれについて説明します。

1．全国がん登録

2016年1月から「がん登録等の推進に関する法律」（法律第111号，2013年12月13日交付）が施行され，それまで各都道府県により実施されてきた「地域がん登録」に代わり，「全国がん登録」が施行されることとなりました。これにより，全国の病院または規定に基づき指定された診療所の管理者は，原発性のがんについて，当該所在地の都道府県知事に届出することが義務づけられ，国が国内におけるがんの罹患，診療，転記などに関する情報を，各都道府県を通じて集計することが可能となりました。
・登録項目の概要について
　①がんと診断された人の氏名，性別，生年月日，住所
　②がんの診断を行った医療機関名，がんの診断を受けた日
　③がんの種類，がんの進行度，がん発見の経緯
　④がんの治療内容
　⑤死亡日
　この制度により，居住地域にかかわらず全国どこの医療機関で診断を受けても，がんと診断された人のデータは都道府県に設置されたがん登録室を通じて集められ，国のデータベースで一元管理が可能となりました。

2．院内がん登録

院内がん登録は，当該施設でがんの診断・治療を受けた全患者について，がんの診断，治療，予後に関する情報を個々の患者ごとに集約して登録する仕組

みです。

　2002年度から開始された「地域がん診療拠点病院」は，2006年度からは「がん診療連携拠点病院」と名所を変更し，その指定要件には，標準登録様式に基づく院内がん登録を実施することが明記されています。前述のがん登録の推進に関する法律にも院内がん登録が明記されたことにより，わが国における法的な根拠を持つものは，全国がん登録と院内がん登録の2つということになりました。

　院内がん登録の実施に係る指針によると，「病院において，がん医療の状況を適確に把握するため，当該病院におけるがん患者について，全国がん登録情報よりも詳細な治療の状況を含む情報を収集し，院内がん登録データベースに記録し，及び保存すること」とされています。当該施設内で原資料との照合が容易に可能な環境下で実施されるので，精度の向上を図りやすいシステムと言えます。

　主な活動は以下のようになっています。
　①当該施設におけるがん患者の受診状況の把握
　②当該施設のがん患者の生存率の計測
　③施設のがん診療の企画・評価
　④がん診療活動の支援・研修
　⑤診療患者の継続受診支援

3．臓器別がん登録

　臓器別がん登録は，学会・研究会が独自に実施している症例登録の総称であり，それらに所属する医師のいる比較的大きな病院から学会・研究会の中央事務局にデータを集約することにより，全国規模の登録を実施する仕組みです。

　詳細な臨床情報が収集できるというメリットはありますが，症例の偏りや，生存確認調査の方法が画一化されていないなどの懸念も挙げられています。

院内がん登録を始めるために必要なこと

　当院で院内がん登録を始めることになりました。診療録の病名や記載内容から情報を抽出して登録する予定です。登録業務およびその他導入に際しての注意点についてご教示ください。なお，全国がん登録は実施済みです。

A がん診療連携拠点病院（以下，拠点病院）では「院内がん登録標準登録様式2016年度版修正版（以下，標準登録様式）」に基づく精度の高い院内がん登録の実施が必須の指定要件です。全国がん登録は実施済みとのことですが，院内がん登録では，全国がん登録よりも詳細な登録が求められ，全国がん登録26以外に，標準項目47，管理項目26項目についても登録が必要です。また，登録項目の精度は重要ですので，拠点病院と同様に標準登録様式を理解した適切な登録ができる実務者が求められます。

院内がん登録を開始するにあたり，実務者の視点では，対象の見つけ出しや登録，予後調査など実務をどうしたらよいだろうと考えると思いますが，院内がん登録は実務者だけで実施できるものではありません。登録を開始する前に，自施設において，どのように取り組んでいくかという体制作りも必要です。まず，がん登録委員会などを設置して，目的を明確にし，実務担当部署（担当者）や登録対象・項目の決定，院内への周知など検討し規程も作成しておきます。さらに，予後調査，情報の利用などは個人情報保護にも関わるため，個人情報保護委員会などとも協同し，整合性を図っておきます。

院内がん登録実務については，誰が何をどのように行うのか運用マニュアルを作成しておきます。すぐに完璧にはなりませんので，本稼働までに試験運用を行い適宜修正していけばよいと思います。

院内がん登録は，一般的に，登録対象の見つけ出し（ケースファインディング），登録対象の決定，登録項目抽出，登録（入力），品質管理という流れです。ご質問の中では，診療録の病名情報などから登録対象を見つけ出すことを考えられているようですが，ケースファインディングは，登録症例を見落とさないようにすることが重要ですので，疑わしい例は除外せず確認することが原則です。ポリープや異型性という病名でも病理診断でがんと確定診断されることがありますから，広く拾い上げておき，病理診断や画像診断，化学療法，放射線療法などの情報を総合して見るのがよいと思います。オーダリングシステムや電子カルテなどIT化されていれば，情報を有効活用しましょう。また，登録システムも必要です。国立がん研究センターがん対策情報センターでは登録支援ソフトを無料提供しています。

十分な準備をしたつもりでも登録が開始されると新たな問題が生じてきますので委員会開催など解決，改善していくことが求められます。さらに登録実務者の技能も最初から上級者というわけにはいきません。国立がん研究センターのがん対策情報センターが主催する研修会などに積極的に参加し，自己研さん

第5章 がん登録

 がん登録で使用する用語

院内がん登録では，ケースファインディングやアブストラクティングなどの用語が使われますが，どのようなことをするのでしょうか。ご教示ください。

1．ケースファインディング

登録候補の見つけ出しのことです。院内がん登録では，国際疾病分類腫瘍学第3版（ICD-O-3）における形態コードの性状コードが2（上皮内癌）もしくは3（悪性，原発部位）の腫瘍（中枢神経系腫瘍は/0または/1性状不祥，GISTは/0良性，/1性状不祥，卵巣の境界悪性腫瘍は特定の組織型に限って登録）を対象として入院・外来を問わず自施設において，初診，診断・治療の対象となったものを登録しますが，最も重要なことは，いかに登録対象に漏れがないようにするかということです。例えば，医師が登録対象を見つけ出したり，あるいは指示をする運用とします。指示漏れや医師の判断で登録対象外とすると，その症例を登録することはできません。医師の関与も大切ですが，院内がん登録実務者が腫瘍見つけ出しを行い登録漏れがない仕組みが必要になります。

ケースファインディングの方法は，施設で異なると思いますが，病名で見つけ出す場合，ICD-10コードのC00～C97などや，"癌"，"悪性"，"腫瘍"などの文字列を軸に検索します。病名の場合，がんを疑っても，疑診から始まり検査などで確定診断，否定診断されますので，1回の病名付与だけで，すぐに登録対象かどうか判断することはできません。このほかに病理，画像など診断情報や化学療法，放射線療法などの治療情報を含め，一定期間，情報を蓄積して，その中から登録候補をリストアップしておくとよいと思います。ケースファインディングは，あくまでも登録候補を見つけ出すことが目的ですので，疑わしきは除外せず確認することが原則です。

2．アブストラクティング

ケースファインディングで見つけ出した腫瘍が登録対象かどうか，診療録・診療記録を見て判断します。がんであっても再発症例や登録開始日以前の症例などは登録対象外ですので，ケースファインディングで見つけ出した候補から

登録対象のみを確定します。次に，登録対象について必要な項目を診療録・診療記録から拾い上げます。この作業がアブストラクティングです。院内がん登録では，全国がん登録共通項目26，標準項目47，管理項目26の項目があります。項目は基本情報，腫瘍情報，初回治療情報，生存状況情報，管理情報に分けられます。このうち患者氏名，患者番号，性別，住所などの基本情報は電子カルテや医事システムなどから連携が可能ですが，腫瘍情報のうち診断日，来院経路，発見経緯などは，直接，医師などが登録システムに入力していない限り診療録・診療記録から探し出さなくてはなりません。また，入力されていても，それが定義に従っていなければ，情報として価値はなく，登録実務者が「がん診療連携拠点病院等院内がん登録標準登録様式2016年度版修正版（以下，標準登録様式）」に則って適切に拾い上げなくてはなりません。

3. コーディング

アブストラクティングされた項目を標準登録様式に従ってコード化します。日付の書式はYYYYMMDDの形式にするなどフォーマットに注意します。

Q 067 がん登録で使用する分類

診療情報管理室でがん登録を行うことになりました。DPCの様式1にはがんの分類として，UICC病期分類（TNM分類），癌取扱い規約に基づくがんのStage分類があります。全国がん登録では，進展度があります。詳しく教えてください。

院内がん登録では，似た者同士を集め，その特徴をつかむため分類を行います。UICCのTNM分類，癌取扱い規約分類，進展度は，がんの進行程度，広がりを示す分類です。これらは，適切な治療方法の決定，医療の結果を評価，予後情報の利用，がん研究への利用，治療結果の評価の際に考慮する因子として利用されます。

UICCのTNM分類は，国際的に用いられる病期分類で，3つの構成要素の評価に基づいて悪性腫瘍の進展範囲を示します。

T：原発腫瘍の進展範囲
N：領域リンパ節転移の有無と進展範囲

第5章 がん登録

M：遠隔転移の有無

これらには，「臨床病期分類」と「病理学的分類」があります。臨床病期分類（治療前臨床分類）は，治療前に得られた情報に基づき，頭に小文字のcを付け，「cTNM」で表します。病理学的分類（術後病理組織学的分類）は，治療前に得られた情報に基礎を置くものですが，手術や病理組織学的検索で得られた知見により補足修正され，頭に小文字のpを付け，「pTNM」で表します。cT，cN，cMあるいは，pT，pN，pMが決定すると，それらに基づきがんの進行度を0～Ⅳ期の病期に分類します。

癌取扱い規約は，学会や研究会で作成しているわが国独自の分類です。こちらもT因子，N因子，M因子の3因子に分けていることから，UICC TNM分類と似た分類をしていることが多いです。しかし，大腸癌取扱い規約の領域リンパ節の扱いなど，独自の分類もあります。

進展度は，地域がん登録で用いられてきた分類で，全国がん登録でも採用されているがんの病期の分類です。がんが原発部位からどこまで広がっているかの程度を表します。上皮内，限局，領域リンパ節転移，隣接臓器浸潤，遠隔転移の5区分に分類します。この進展度も，「治療前進展度」と「術後病理学的進展度」の2通りがあります。

Q 068 院内がん登録の対象と見つけ出し

院内がん登録の対象と見つけ出しの方法について教えてください。

A

1. 登録の対象について

登録の対象となる腫瘍は，「国際疾病分類－腫瘍学第3版（一部改正2012）」（ICD-O-3）における形態コードの性状コードが，2（上皮内癌）もしくは3（悪性，原発部位）のものです。ただし，以下の腫瘍においては，例外的に登録対象とします。

a）中枢神経系腫瘍

C70.0，C70.1，C70.9，C71.0～C71.9，C72.0～C72.5，C72.8，C72.9，C75.1～C75.3

b）消化管間質腫瘍（GIST）

ICD-O-3の局在コードで8936/1となる性状不詳および8936/0とな

る良性の消化管間質腫瘍（GIST）は，原発部位にかかわらず，登録の対象です。

c）境界悪性の卵巣腫瘍の一部

死因統計に用いられるICD-10に従い，ICD-O-3の形態コードで8440〜8479の範囲の性状不詳腫瘍で，卵巣に原発するものは，性状コードが「/1」であっても，登録の対象とする。具体的な卵巣に原発した登録対象の形態コードは下記の通り。

8442/1，8444/1，8451/1，8462/1，8463/1，8472/1，8473/1

各施設における登録対象は，登録を実施する自施設での新規の診断患者または他施設で診断後に自施設を初診した患者であって，初発例，再発例を含みます。また，治療を行わない経過観察例も含まれます。

1腫瘍1登録の原則に基づき，同一患者に複数のがん病巣が存在し，それらが臨床的・病理学的に独立した"がん"と判断された場合は，多重がんとします。

2．対象の見つけ出し

対象を見つけ出すには，その対象症例を現場の医師からの届け出に頼る方法がありますが，漏れが生じる可能性が高いためお勧めできません。やはり，院内で専任のがん登録担当者（国立がん研究センターがん対策情報センターによる院内がん登録実務者研修を履修した者など）を定め，十分な計画性をもって実施されるべきです。また，無理や無駄のない情報収集体制を構築するためにも，院内にある複数の診療情報（レセプト病名，病理組織診断，抗がん剤の処方せん，放射線治療記録，内視鏡検査所見，手術記録など）を効率よく利用することが大切です。

その中でも最も幅広く拾える情報の1つが病名だと思いますが，必ずしも「がん」，「悪性」などと表記されているとは限らないことを念頭に置き，自院の医師の診断の傾向を知ったうえで，医事システムやオーダーなどから漏れなく網羅できる抽出方法を検討しなくてはなりません。

そのためには自院のシステムを十分に把握し，収集の範囲・方法，収集すべき時期などを入念に検討する必要がありますので，必要な情報に関わる他部門の協力を得ることが大切ですし，がん登録委員会などの設置・活用も大切なポイントであると思います。

がん登録と個人情報保護

院内がん登録を実施するうえで,個人情報保護に配慮すべきことを教えてください。

業務中に接した個人情報は,外部に漏らしてはなりません。また,院内であっても業務に無関係の方が目に触れないようにする必要があります。さらに,個人情報を外部提供する場合には,院内で所定の決裁を得ることが必要です。そのためには,現行法令に対する知識と院内手続きを整えておく必要もあります。厚生労働省による「医療・介護関係事業者における個人情報の適切な取扱いのためのガイドライン(2017年版)」では,「利用目的の特定および制限」について示されています。同時に,「利用目的による制限の例外」についても示されています。

個人情報を院内がん登録などで2次利用するためには,患者の同意あるいは情報公開による可否の機会の提供(オプトアウト)など,患者の意思確認が必要です。オプトアウト方式では,あらかじめ院内掲示やホームページに利用目的を公表しておくか,個人情報を利用する段階で当該利用目的について患者本人から同意を得る必要があります。

しかし,「利用目的による制限の例外」には,「公衆衛生の向上または児童の健全な育成の推進のために特に必要がある場合であって,本人の同意を得ることが困難であるとき」との表記があり,具体例として「健康増進法に基づく地域がん登録事業による国または地方公共団体への情報提供」が明記されています。

2013年12月に「がん登録の推進等に関する法律」が成立しました。この法律は,全国がん登録の実施やこれからの情報の利用および提供,保護等について定めるとともに,院内がん登録等の推進に関する事項等を定めており,2016年1月1日から施行されました。この法律の中では,個人情報等の機微な情報も多く含まれるため,情報の保護等についての規定があり,全国がん登録情報等の適切な管理や目的外利用の禁止,秘密漏示等の罰則についても規定されています。

Q 070 がん患者の生存確認調査（予後調査）

がん患者の生存確認調査をしたいのですが，調査対象の選び方や調査方法について教えてください。

A がん患者の生存確認調査とは，「がん」と診断されてから一定期間を経過した時点（5年生存率算定のためなら5年後）で生存しているか否かを確認する調査で，予後調査とも言います。信頼性の高い生存率を算出するためには，患者の生存確認を行うことが重要であるため，自施設への来院情報だけに頼らずに，患者の生存状況を把握する生存確認調査（予後調査）が必須となります。この生存状況の把握が不十分な場合には真の値よりも高い生存率となることが知られています。

自施設への来院情報から得られた「最終生存確認日（死亡の場合は死亡日）」とがん登録情報の「診断日」の差が生存期間ということになります。この結果，観察期間が一定期間未満（5年生存率算出のためなら5年未満）で，転帰が死亡以外の症例が「消息不明」です。

この「消息不明」症例について，以下のような方法で，院外に調査を行います。いずれの場合にも，患者個人を特定した情報を院外に出すことになるため，情報公開による，可否の機会の提供（オプトアウト）など，患者の同意を得ておく必要があります。

①患者の自宅に（電話や手紙で）連絡し，生存を確認する。

②紹介先に問い合わせる。

③患者が居住する市町村に住民票照会をかける。

④国立がん研究センターが実施する「院内がん登録の予後調査支援事業」を利用する（2019年5月現在，対象はがん診療連携拠点病院のみ）。

⑤都道府県に設置された「がん登録室」から予後情報の還元を受ける（予後情報の還元の状況は都道府県によって異なる）。

一方，情報の正確さを重視し，院内の来院情報などを利用せず，がん登録情報を診断年ごとに区分し，一定期間経過後に全症例について患者が居住する市町村に住民票照会をかけるという方法もあります。

第5章 がん登録

Q 071 生存率

がん患者の生存率を算出するために，どのような準備が必要ですか。また，生存率の算出方法について教えてください。

A がん患者の生存率を算出するには，まず精度の高い院内がん登録の実施が基本です。次に，前項の方法で，生存確認調査を行います。その結果を，院内がん登録システムに入力し，「消息不明」がどれだけあるかを調べます。少なくとも「消息不明」が10%以下でなければ，生存率は信頼できる値にはなりません。生存状況把握割合は国際的には95%以上が望ましいとされています。また，生存率は生存状況把握割合以外にも生存率を算出した対象集団の基礎疾患の頻度や年齢分布などの偏りなどによっても大きな影響が出るなど，生存率の結果の解釈には留意する必要があります。

生存率には，その算出の仕方によって大きく「実測生存率」，「疾病特異的生存率」，「相対生存率」，「ネット・サバイバル（Net Survival）」に分けられます。

「実測生存率」は，死因に関係なく，すべての死亡を計算に含めた生存率です。計算方法は複数存在しますが，Kaplan-Meier法が頻用されています。

一方，がんによる生存への影響を把握したいときには「疾病特異的生存率」，「相対生存率」，「ネット・サバイバル（Net Survival）」が用いられます。「疾病特異的生存率」は，がん以外の死因による死亡を「打ち切り」として計算します。「疾病特異的生存率」を正確に推定するためには，がんが死因でないかどうかが判定できなければなりません。

これに対し「相対生存率」，「ネット・サバイバル（Net Survival）」は，実測生存率を対象と同じ性・年齢，診断年（暦年）の一般の日本人集団で「がんではなかった場合の生存率」という考えによる期待生存率を算出し，それで実際の生存率を割って算出する方法です。

Q 072 がん登録データの集計

院内がん登録データの全国集計の概要について教えてください。

1. 院内がん登録データの集計の方法と意義

国立がん研究センターでは，がん診療連携拠点病院等のがん診療の実態を把握する基礎資料を提供することを目的として，2007年診断例より毎年がん診療連携拠点病院などで実施されている院内がん情報の提供を受けて，各がん種，進行度，その治療方法の分布などの集計を実施しています。

2016年1月1日がん登録などの推進に関する法律が施行され，同法の院内がん登録の推進に関する規定には，院内がん登録の実施に係る指針が示されており，国立がん研究センターは院内がん情報の収集・集計により，専門的ながん医療を提供する医療機関の実態把握に資すること，そしてこうした情報を適切に公表することにより，がん患者およびその家族などの医療機関の選択等に資することが期待されています。

2016年全国集計では，小児がん拠点病院を含むがん診療連携拠点病院等440施設および都道府県から推薦された338施設から約96万件の院内がん情報が収集され，集計が行われました。

2. 主な集計項目について

(1) 結果概要
- 全登録数
- がん診療連携拠点病院等における5大がんの全登録数の推移

(2) 結果詳細（診断情報）：症例区分80（その他）を除いた集計
- 上皮内がん等を含む／含まない
- 診断時住所
- 年齢
- 症例区分：拠点病院が，がんの診断から治療の経過の中でどのような役割を果たしているのかを推察
- 来院経路
- 発見経緯
- 部位

第5章 がん登録

(3) 結果詳細（腫瘍情報）
・ 胃, 大腸, 肝臓, 肺, 乳房, 食道, 膵臓, 前立腺, 子宮頸部, 子宮内膜, 膀胱, 甲状腺

3. 2016年全国集計のポイント

　本全国集計では, 実際の臨床での診療を的確に把握するために肝細胞癌, 肝内胆管癌, 肺小細胞癌と肺非小細胞癌, 甲状腺癌の乳頭・濾胞癌, 未分化癌, 髄様癌をそれぞれ分けて病期分布や病期別の治療方法を集計しています。また, 2016年診断例から院内がん登録標準登録様式が変更され, 新たな情報として追加された初回治療方針決定時の病名告知状況について全体, 都道府県別, 施設別に集計を行うとともに, 他施設で実施された初回治療情報を合わせて集計することで, これまで治療方法の分布に反映されなかった治療実態についても集計を行われています。ただし, このような登録様式の変更時には, 各登録担当者の認識にばらつきがでる可能性があり留意が必要です。

　一定のルールに則って行われた全国集計だからこそ, 各項目の精査が自施設の登録精度の向上につながることが期待されます。

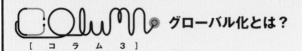
グローバル化とは？
[コラム3]

　2016年,「第42回日本診療情報管理学会学術大会」に併せて開催された「IFHIMA (International Federation of Health Information Management Associations) 2016 第18回国際大会」はまだ記憶に新しい。英語という壁はあったものの, 諸外国の診療情報管理に関わる方々との交流を楽しんだ会員も多いのではないか。本会が初日の教育デイを担当したこともあり, 筆者は多くの時間を学術大会の会場よりもIFHIMAの会場で過ごした。その間, 公式イベントではないものの, インドネシアの大学の方々と交流をした。残念ながらわが国の大学, 専門学校の方々に声をかけたものの, 参加した学校関係者は本学を入れて2大学と1専門学校であった。ビジターのインドネシアの大学の方々の方がはるかに大人数という, ホスト国の日本人としては大変残念な結果ではあった。また, 学術大会参加者の学生については自由にIFHIMAの会場に出入りできたはずだが, これも残念ながらIFHIMAの会場でほとんど日本人学生の姿を見る機会はなかった。後で本学の学生に聞いたところ,「英語がわからないので」というレスポンスであった。もっとも, 英語の壁以前に, 実は諸外国のことなど興味がない, というのが本音だと感じている。

　さて, 大都会のコンビニやレストランなどで外国人労働者を見かけるのは日常茶飯事であり, それも単なる安い労働者とは言い切れない状況にあると感じている。彼らのほとんどは異国の地日本で現地の日本人とある意味競って職を得たのである。前述のインドネシアの大学の方々と交流して, まず聞かれたのは「インドネシアの診療情報管理士は日本で仕事を得ることができるか？」であった。私の答えは,「日本語をマスターしたら大丈夫」である。実際に, 旧職では中国人のスタッフがいたが, 何と通信教育を受講しストレートで診療情報管理士に合格したのである。彼女は時に中国人患者の対応で通訳もこなした。もし, 英語や他国語が流ちょうに話せる診療情報管理士がいたら, 外国人患者の多い病院では大変なアドバンテージになろう。また, 日本の公用語が英語だったらどうだろうか。島国というだけで外国人の流入はなかったのか。おそらく今頃は外国人の社員, 職員が普通にみられるだろう。なぜなら, 英語圏の人たちは時に外国人労働者に助けられ, そして時に仕事を奪われてきたという面がある。診療情報管理士の世界でも英語圏の米国や豪州は周辺国からの人材流入に危機感を抱いているとも聞く。そもそも, 診療情報管理士は世界的には特定の共通技能を持った人たちのことである。日本ローカルの職種でもなく, 同じ業務の世界に, 世界中の人がいると考えるべきである。そう, 日本語を流ちょうに操る外国人診療情報管理士が間違いなく出てくる時代になったのである。

(阿南　誠)

第6章

疾病統計，医療統計，臨床指標

Q 073 ICD-10コーディングによる疾病統計

傷病名をコーディングしています。コーディングするだけではなく疾病統計として活用したいので，退院後迅速に退院時要約の完成を進める方法はありませんか？

死亡診断書のチェックを行い，記載されたすべての傷病名にコードを振っています。疾病統計として提供したいのですが，良い方法はありませんか？

感染症情報について，院内に提供したいのですが，良い方法はありませんか？

A 部長会（例：各医療機関で毎月開催される上級医師の会）に，退院時要約情報より疾病統計を退院翌月に提供することで，各診療科の退院時要約記載状況が明確になり，記載効果向上につながるでしょう。以下に例示します。

（1）診療科別退院患者疾病統計

項目名として，診療科，退院患者数，平均在院日数，平均年齢，ICD-10，傷病名などが挙げられます。

参考例

〈診療科：01内科〉

ICD	分類名	退院患者数	平均年齢	平均在院日数
C22	肝および肝内胆管の悪性新生物	9	62.8	19.3
○○	○○	○○	○○	○○
△△	△△	△△	△△	△△
合計		31	61.2	36.2

（2）診療科別死亡患者疾病統計

項目名として，診療科，氏名，年齢，性別，在院日数，直接死因，原死因，手術有無，剖検有無などが挙げられます。

参考例

診療科	氏名	年齢	性別	在院日数	直接死因	原死因	手術有無	剖検有無
01内科	T・K	60	女	15	J15.1	W10.51	無	無

（3）感染症状況（週単位，月単位）

全数報告の感染症，定点把握対象（週報対象）インフルエンザ・小児定点報

告疾患・基幹定点報告疾患，マイコプラズマ肺炎・感染性胃腸炎（ロタウイルス）など該当疾患を報告します。

1）感染症発生動向調査（小児科定点）

調査期間　令和　　年　月　日～　　年　月　日

病名	年齢	0～5月	6～11月	1	2	3	4	5	6	7	8	9	10～14	15～19	20～	合計
RSウイルス感染症	男															
	女															

対象疾患：RSウイルス感染症，咽頭結膜炎，A群溶血レンサ球菌咽頭炎，感染性胃腸炎，水痘，手足口病，伝染性紅斑，突発性発疹，百日咳，ヘルパンギーナ，流行性耳下腺炎，インフルエンザ

＊感染性胃腸炎については，原因の如何にかかわらず合致する患者を診断し，または死体を検案した場合

調査期間　令和　　年　月　日～　　年　月　日

病名	年齢	0～5月	6～11月	1	2	3	4	5	6	7	8	9	10～14	15～19	20～	合計
インフルエンザ（鳥インフルエンザ・新型インフルエンザを除く）	男															
	女															

2）動向調査（基幹定点）（インフルエンザによる入院患者の報告）

調査期間　令和　　年　月　日～　　年　月　日

ID番号	性	年齢	入院時の対応						備考
		0・月	①	②	③	④	⑤	⑥	

①ICU入室　②人工呼吸器利用　③頭部CT検査（予定を含む）　④頭部MRI検査（予定を含む）　⑤脳波検査（予定を含む）　⑥いずれにも該当しない

3）動向調査（基幹定点）（眼科定点）

調査期間　令和　　年　月　日～　　年　月　日

病名	年齢	0～5月	6～11月	1	~	9	10～14	15～19	20～29	~	60～69	70～	合計
急性出血性結膜炎	男												
	女												
流行性角膜炎	男												
	女												

4）動向調査（基幹定点）（STD定点）

調査期間　令和　　年　月　日〜　　年　月　日

病名	年齢	0	1〜4	5〜9	10〜14	15〜19	〜	50〜54	55〜59	60〜64	65〜69	70〜	合計
性器クラ	男												
ミジア	女												

対象疾患：性器クラミジア，性器ヘルペス，ウイルス感染症，尖圭コンジロー
　　　　　マ，淋菌感染症

5）感染症動向調査（基幹定点）

調査期間　令和　　年　月　日〜　　年　月　日

ID番号	性	年齢	疾病名	病原体名称 （検査結果）	病原体検査	
					左記結果：病原体検査方法	検体名

疾病名1：細菌性髄膜炎（髄膜炎菌，肺炎球菌，インフルエンザ菌を原因とし
　　　　　て同定された場合を除く）
　　　2：無菌性髄膜炎（真菌，結核菌，マイコプラズマ，リケッチア，クラ
　　　　　ミジア，原虫を含む）
　　　3：マイコプラズマ肺炎
　　　4：クラミジア肺炎（全数届出疾患のオウム病を除く）
　　　5：感染性胃腸炎（病原体がロタウイルスであるものに限る）
病原体検査方法：1：分離・同定　2：抗原検出　3：核酸検出（PCR・LAMP
　　　　　　　　等）　4：塗末検鏡　5：電顕　6：抗体検出　7：その他

6）感染症動向調査（基幹定点）　月報

調査期間　令和　　年　月

ID番号	性	年齢	疾病名*	検体採取部位**

＊疾病名　1：メチシリン耐性黄色ブドウ球菌感染症
　　　　　2：ペニシリン耐性肺炎球菌感染症
　　　　　3：薬剤耐性緑膿菌感染症
　　　　　4：薬剤耐性アシネトバクター感染症
＊＊検体採取部位　複数部位からの検出の場合は，最も重要と考えられる1カ
　　　　　　　　　所のみ

第6章 疾病統計，医療統計，臨床指標

（4）疾患別平均在院日数一覧

項目名として，ICD，症例数，平均在院日数（総症例数・平均在院日数）などが挙げられます。

参考例

ICD	ICD分類名	症例数	平均在院日数
A04	その他の細菌性腸管感染症	9	9.2

（5）退院患者疾病統計・男女別

項目名として，診療科，症例数，平均在院日数，男女別症例数，平均年齢などが挙げられます。

参考例

ICD	分類名	性別	症例数	平均年齢	平均在院日数
A04	その他の細菌性腸管感染症	男	58	53.8	28.2
		女	36	57.3	34.7
		男女計	94	56.1	31.6
○○	○○○	男	○○	○○	○○
		女	○○	○○	○○
		男女計	○○	○○	○○
合計		男	△△	△△	△△
		女	△△	△△	△△
		男女計	△△	△△	△△

（6）退院患者疾患統計・年齢別

項目名として，診療科，総症例数，平均在院日数，年代別，症例数などが挙げられます。

参考例

ICD	分類名	性別	1-4歳	5-9歳	10-14歳	15-19歳	20歳代	30歳代	……	……	症例数	平均在院日数
A04	その他の細菌性腸管感染症	男	0	3	……	……	……	……	……	……	58	28.2
		女	0	2	……	……	……	……	……	……	36	34.7
		男女計	0	5	……	……	……	……	……	……	94	31.6
○○	○○○	男	○○	○○	○○	○○	○○	○○	○○	○○	○○	○○
		女	○○	○○	○○	○○	○○	○○	○○	○○	○○	○○
		男女計	○○	○○	○○	○○	○○	○○	○○	○○	○○	○○
合計		男	△△	△△	△△	△△	△△	△△	△△	△△	△△	△△
		女	△△	△△	△△	△△	△△	△△	△△	△△	△△	△△
		男女計	△△	△△	△△	△△	△△	△△	△△	△△	△△	△△

(7) 疾患別治療行為別平均在院日数

項目名として，診療科，ICD傷病名，ICD-9-CM治療行為名，症例数，平均在院日数などが挙げられます。

参考例

〈診療科：20外科〉

ICD	分類名	ICD-9CM治療行為名	総例数	平均在院日数
C50	乳房の悪性新生物	40リンパ系の手術	1	23.0
		85乳房の手術	13	37.1
		○○	1	78.0
		△△	1	71.0
○○	○○	◇◇	◇◇	◇◇
		△△	△△	△△

Q074 病院運営に活用できる疾病統計のあり方

診療科の疾病統計などを病院運営に活用したいのですが，どのような方法がありますか？

A 社会のニーズは，病院で行われる医療の質向上と安心で安全な医療提供に関心が高まっています。疾病統計が病院運営に活用される臨床指標（Clinical Indicator；CI），または質指標（Quality Indicator；QI）の統計，コーディングの例を示します。

①診療科別平均在院日数
②疾患別平均在院日数
③再入院率
④入院患者他科対診率（コンサルテーション）
⑤救急患者トリアージ別診療科別入院患者数（率），平日・休日時間外
⑥診療科別新生物統計
⑦診療科の実測平均在院日数と入院単価
　　診察科　分娩区分（疾病区分）　件数　比率　平均在院日数　総診療額
　　基本診療料　特掲診療料　診療単価
　　参考例

診察科	分娩区分	件数	比率	平均在院日数	総診療額	基本診療料	特掲診療料	診療単価
産科	無	27	27.0	○○	○○	○○	○○	○○
	掻	3	3.0	○○	○○	○○	○○	○○
	分	61	61.0	○○	○○	○○	○○	○○
	帝	9	9.0	○○	○○	○○	○○	○○
	計	100	100.0	○○	○○	○○	○○	○○

診察科	疾病区分	件数	比率	平均在院日数	総診療額	基本診療料	特掲診療料	診療単価
婦人科	良	35	51.5	△△	△△	△△	△△	△△
	悪	33	48.5	△△	△△	△△	△△	△△
	計	68	100.0	△△	△△	△△	△△	△△
合計		168		△△	△△	△△	△△	△△

⑧診療科別疾病別術前日数平均

診療科　傷病名　症例数　術前日数平均

参考例

	傷病名	症例数	術前日数平均
20外科	C15　食道の悪性新生物	2	12.0
	K40　鼠径ヘルニア	4	2.3

Q075 診療情報管理士が作成する疾病統計の留意点

診療情報管理士は，どのような点に気をつけて統計を作成するとよいでしょう？

A 診療情報管理士が行うコーディングの精度が低ければ，疾病統計は役に立たず，その情報は利用価値がありません。医師の記載する診療記録の精度を高めるための工夫・働きかけは必要です。例えば，以下のような点が挙げられます。

①コーディングの目的は標準化にあることを，医師・多職者スタッフに周知する。

②傷病名の詳細な記載については適正なルールに基づいて運用する。

③院内情報流通がスムーズに伝達できるシステムを整備する。

④一貫性のあるコーディングを行うために診療情報管理士はICD-10の体系を理解し、医師にはICD-10に関する啓発活動を行い、ICD-10の体系を理解してもらう努力が必要です。

⑤正確なコーディングを行うために、情報の発源である医師とのコミュニケーションを密にする。

⑥主傷病名、副傷病名、併存症、合併症、既往歴などについて診療記録記載内容に留意しながらすべての傷病名のコーディングをする。

⑦不明な点や該当するコーディングの見当たらない場合には、診療情報管理士相互、あるいはほかの医療専門職と情報交換し、最新の医療情報に精通する努力が必要です。

死亡診断書と疾病統計

死亡診断書と疾病統計関連について教えてください。

死亡診断書と疾病統計について、その意義や活用の過程を説明し、相互の関連について述べたいと思います。

1. 死亡診断書
（1）死亡診断書の意義
　①社会に対する死の証明
　②臨床上の最終記録
　③遺族への説明文書
　④死亡統計のデータ源

　死亡診断書の目的は死亡事実の単なる証明ではなく、それぞれの死亡に至る過程を医学的・客観的に表現することにあります。ここに表現された内容が個々の死亡診断書のレベルでは貴重な医学的・法律的な証明として活かされ、集合体として死亡診断書となり保健・医療・福祉に関する行政の重要な基礎資料として役立つとともに、医学研究をはじめとした各分野で活用されることになります。したがって、死亡診断書は、死亡を一時点ではなく、死亡に至る過程を流れとして総合的に表現できるものでなくてはなりません。

第6章 疾病統計，医療統計，臨床指標

　また，死亡診断書の様式については，厚生労働省では，ICD-10の勧告（1990年）を契機にさまざまな審議を行って来ており，主なものとして，1995年には記載者に対する配慮として「記入の注意」が設けられるとともに，統計としてまとめる際に，記載内容が容易に分類可能な情報として整理できるよう書面の工夫がされました。また，2018年4月1日以降の新様式としては，「死亡したところの種別」欄3番の選択肢が「介護医療院・介護老人保健施設」に改められました。

（2）死亡診断書が死亡統計に反映されるまでの概要

　わが国では，死亡診断書を元に死亡統計が作成されています。具体的に，死亡診断書に記載された情報が集約され，統計表として公表されるまでの流れは以下の通りです。

　①医師が死亡診断書に死亡の原因などを記載

　②死亡7日以内に，親族などが死亡届の添付書類として死亡診断書を市区町村に届出する。

　③届出を受けた市区町村長が人口動態調査死亡票を作成し，管轄の保健所等・都道府県知事・厚生労働大臣に送付。

　④オンラインなどで収集された調査票について，オートコーディングシステムにより各傷病名にICDコードが付与され，原死因 [注] が選択された後，入力，集計が行われ，原死因別に死亡数が公表される。

（注）原死因
・直接に死亡を引き起こした一連の事象の起因となった疾病または損傷
・致命傷を負わせた事故または暴力の状況
死亡診断書に記載された複数の疾患から選択ルールにより1つが選ばれ，死亡統計に用いられる。
例えば，脳梗塞の患者が最終的に肺炎になった場合，原死因は脳梗塞とする。

　人口動態統計における死因統計では，1899年からICDを活用して統計を作成しています。本分類は，ICD-10の2013年版に準拠して改正され（改正前はICD-10の2003年版準拠），2016年1月より施行されました。また，死亡統計においては，2017年1月より本分類が適用されました。

2．疾病統計

　上記の人口動態における死亡統計のほかに，国による疾病統計の代表的なものとして，患者調査が挙げられます。患者調査は，厚生労働省が3年に1度実施している調査で，医療機関を利用する患者について，その疾病状況などを明らかにすることを目的としています。

同調査における調査事項のうち傷病は最も重要であり，この事項は医師の診断した傷病名から調査票に転記されます（主要な傷病名が1つ記載される）。その傷病名をICDの基本分類に変換し，性，年齢，地域，医療機関の種類別等の推計患者数，受療率などについて，集計，分析を行っています。

3．死亡診断書および死亡統計と疾病統計の関連について

前述の通り，死亡診断書には正確な死亡統計を取るための大切なルールである原死因選択ルールがありますが，これを遵守していない死亡診断書があると，国として正確な統計は出せないことになります。残念ながら，死亡につながるもともとの原因の病名ではなく，直接的な死因しか書かれていないなど，不適切な死亡診断書が全体の約2割もあるという厚生労働省研究班の調査もあります。疾病対策などの基礎となる統計が不正確になる要因ともなることから，研究班は記載方法の徹底が必要であると指摘しています。

また，統計に使用するICDそのものの改訂や，病名や病状の解釈によっても大きく統計値が変わってくることもあります。実際，1994年の改訂で，疾患の終末期の状態としての心不全・呼吸不全は書かないようにという通知が出されました。その結果，わが国の死亡統計においては，これを境に心不全などが大きく減少しました。

Q 077 DPC病院における疾病統計の活用

DPC病院における疾病統計の活用について，主な分析手法や活用の実例を教えてください。

DPCデータを利用した統計作成の利点は，ベンチマーク（基準点）にあると思います。そもそもこの制度は，情報公開による医療の質の担保，向上を図るために創設されたものであり，それ以前の出来高制度の中では見えてこなかった医療のプロセスを国レベルで明らかにし，その平均像を指標化することによって医療サービスの評価を行うために開発されました。

基本的な分析データは，自院の持つ各種様式（様式1，E/Fファイル，Dファイルなど）ですが，このような指標を使用したベンチマークを行うためには，厚生労働省の公表データなど（例：診療報酬調査専門組織・DPC評価分科会議

第6章 疾病統計，医療統計，臨床指標

事次第資料等）を利用し，分析を行う必要があります。さらに，DPC以外にも
国が実施する疾病統計を利用することで多岐にわたる分析が可能になります。

1．主な分析の方法

①市販の表計算ソフトなどを使って分析を行う

　エクセルなどを自身で使用し，分析する。

②専門書籍を参考にして分析を行う

　DPC関連の専門書には，非常に参考となるアイデアが満載である。

③DPCセミナーなどに参加して，分析の知見を得る

　診断群分類研究支援機構が実施するDPCセミナーでは，DPC研究班のメ
ンバーによる収集データの分析結果の報告があり，各種分析データの入手
のみならず，その分析方法も実習できるようになっている。

④専用の分析システムの導入

　現在，DPC分析システムとして多くの企業が販売，分析事業を展開してい
る。この場合，そのシステムにより多くの病院が参加するほどベンチマー
クの信頼度が高まることになる。

⑤コンサルタント会社などに分析を依頼する

　以上のような方法が挙げられると思いますが，各自の病院でマンパワーや予
算の都合があると思いますので，自院に合った方法を検討してください。

　ただし，他社に任せっきりの分析はお勧めできません。なぜなら，データ分
析の信びょう性の心配もさることながら，自分自身が行うことによって自院の
データの収集時やその分析の試行錯誤の過程で，当初想定していなかったよう
な事例を発見することがよくあるからです。また，データの発生時点での入力
間違いや，データベースの未更新などが発見できることもあります。ぜひ，ご
自身の手でデータを扱われることをお勧めします。

2．疾病統計活用の実例

①MDCごとの平均在院日数

　　これは前述の厚生労働省のデータで，比較的簡単に作成できると思いま
す。全国のDPCデータが一覧表になっており，1度に4カ年分の経過がわ
かります。

　　この統計は病院機能の比較をするうえで最も端的な指標の1つであり，

147

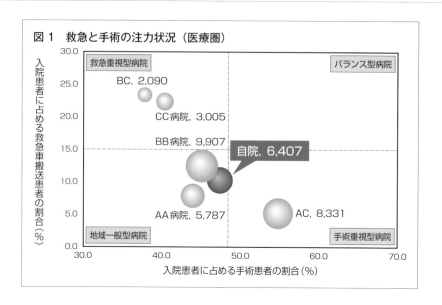

欠かせない資料になると思います。

②クリニカルパスの検討

　比較的症例数の多いDPCコードであれば，主な診療行為が定型化されてくると思いますし，ましてやクリニカルパスを使用している疾患であれば，術前検査や術後の薬剤投与量などがパターン化されてくると思います。DPCデータを利用することによって，他院とのパターンの違いを検証（パス分析）することによって，自院のクリニカルパスをより良いものにしていく貴重な資料になると思います。

③診療圏におけるポジショニング分析

　厚生労働省の公開するDPCデータでは，各地域における2次医療圏内の病院を抽出することができます。さらに，症例数および手術ありと救急搬送の件数が集計できますので，これらを分析することで地域における自院のポジションを確認することが可能です（図1）。

　このような分析事例は，中長期のビジョンを立てるうえで有効であり，今後の地域医療構想の基礎資料としても役立つ資料ではないでしょうか。

Q 078 厚生労働省による統計調査

厚生労働省による統計調査について教えてください。

厚生労働省で実施している主な統計調査の中で病院に関連の深いものは，厚生労働統計の人口動態調査における統計表として「死因別の死亡率」や，保健衛生の中の「病院報告」や「患者報告」などがあります。これらは，医療機関の機能や患者行動の実態を明らかにし，医療行政の基礎資料を得ることを目的として実施されます。

調査内容としては，マクロ的な視点から病院の経営管理に活かせる貴重なデータも多く，データ分析の貴重な参考資料となると思います。ただし，調査結果の公表に時間がかかるものや，調査が毎年行われてはいないものもあるため，直近のデータを用いた比較分析としては概算的な扱いとなることが想定されます。

具体的な参考例として，性別の死因順位表（総数）を抜粋しました（**表1**）。これは，死因ごとに死亡率がわかるだけでなく，経年で順位の推移が見られるようになっています。また，保健衛生の項目には多くの調査項目がありますが，主なものを一覧にしましたので参考にしてください（**表2**）。

表1　性別にみた死因順位別死亡数・死亡率（人口10万対）

死因	2017年 総数 死亡数(人)	死亡率	2017年 男 死亡数(人)	死亡率	2017年 女 死亡数(人)	死亡率	2016年 総数 死亡数(人)	死亡率
全死因	1,340,397	1,075.3	690,683	1,138.5	649,714	1,015.6	1,307,748	1,046.0
悪性新生物＜腫瘍＞	(1) 373,334	299.5	(1) 220,398	363.2	(1) 152,936	239.1	(1) 372,986	298.3
心疾患	(2) 204,837	164.3	(2) 96,319	158.7	(2) 108,518	169.6	(2) 198,006	158.4
脳血管疾患	(3) 109,880	88.2	(3) 53,188	87.7	(4) 56,692	88.6	(4) 109,320	87.4
老衰	(4) 101,396	81.3	(5) 25,807	42.5	(3) 75,589	118.2	(5) 92,806	74.2
肺炎	(5) 96,841	77.7	(4) 53,134	87.6	(5) 43,707	68.3	(3) 119,300	95.4

〔厚生労働省：平成29年（2017）人口動態統計（確定数）の概況〕

表2 厚生労働省で実施している主な統計調査一覧（保健衛生）

調査名	調査内容
医療施設調査	医療施設の分布および整備の実態を明らかにするとともに，医療施設の診療機能を把握する。 ・調査事項：名称，開設者，診療科目および患者数，設備，許可病床数，救急病院・診療所の告示の有無，診療および検査の実施の状況，その他
病院報告	全国の病院，療養病床を有する診療所における患者の利用状況および病院の従事者の状況を把握する。 調査事項 ・患者票：在院患者数，新入院患者数，退院患者数，外来患者数など ・従事者票：医師，歯科医師，薬剤師，看護師などの数
患者調査	病院および診療所を利用する患者について，その傷病状況などを明らかにする。 ・全国の医療施設を利用する患者を対象として，病院の入院は2次医療圏別，病院の外来および診療所は都道府県別に層化無作為抽出した医療施設を利用した患者を調査の客体とする。
受療行動調査	全国の医療施設を利用する患者について，受療の状況や受けた医療に対する満足度など，患者の医療に対する認識や行動を明らかにする。
衛生行政報告例	衛生関係諸法規の施行に伴う各都道府県，指定都市および中核市における衛生行政の実態を把握する。
国民医療費	当該年度内の医療機関などにおける傷病の治療に要する費用を推計したものである。この額には診療費，調剤費，入院時食事・生活医療費，訪問看護医療費のほかに，健康保険などで支給される移送費などを含んでいる。

（厚生労働省ホームページをもとに作成）

病院における経営管理指標

病院における経営管理指標とはどのようなものですか。

A 病院における経営管理指標とは，主として自院において作成された統計資料から病院全体の運営管理状況を把握するための指標であり，関係機関から公表された諸統計と比較することによって経営判断を行うことが可能となる貴重な資料です。特にDPCデータを利用した各種統計は，すでに厚生労働省のWebサイトで多くのデータが公開されており，病院間でのベンチマークとして活発に利用されています。

情報公開という時代の要請から，病院には地域に対しての積極的な広報活動

第6章 疾病統計，医療統計，臨床指標

や患者に対する細やかな情報提供が求められており，病院関係者のみならず，患者が医療機関を選択するためにこのような指標を利用することも珍しくなくなってきました。

　指標を求めるためには，主に収益（収入）と支出の把握が大切であると同時に，自院における診療報酬請求業務の把握も大切な要件となります。

　一般的な経営評価の視点としては，財務指標である「収益性」，「生産性」，「安全性」および，非財務指標としての「機能性」の4つが挙げられます。財務指標は，決算に伴い作成される財務三表といわれる損益計算書，貸借対照表，キャッシュフロー計算書からデータを得ることができますし，非財務指標の分析では，前述の通り，厚生労働省のDPC公開データの利用などが効果的です。

1. 主な経営指標

①収益性

　医業活動によって獲得した収益と費用の関係をみることで，一定期間の経営成績を明らかにするもの。

　・医業利益率，・医業収益対給与費比率，・医業収益対材料費比率

②生産性

　特に人的資源の投入と産出の関係を明らかにし，医業経営の中心的な資源である「ヒト」の活用の程度を評価するもの。

　・労働生産性，・労働分配率

③安全性

　投下した資本が効率的に運用されているかなど，財政状態を見るもの。

　・自己資本比率，・流動比率，・損益分岐点分析

④機能性

　当該施設がどのような機能を有していて，その機能をどのように果たしているかという観点から評価するもの。

　・平均在日数，・病床利用（稼働）率，・入院外来比率，・紹介率（外来）

　また，そのほかの指標としては，DPC公開データを利用した他院との比較分析も非常に有益です。疾患群ごとの実績や，様式調査における詳細なデータが厚生労働省のホームページ上に公開され，ベンチマークなども容易に行うことができるため，活発に利用されています。

2. 具体例

①医業利益率：医療事業利益÷医業収益

　本業である医業活動の成果として表される医療事業利益が，医療収益に対してどの程度の比率が生じているかを表す指標。この時点でマイナスとなっている場合，何らかの経営上の問題があることが推察されます。

②平均在院日数：延入院患者数÷［（新規入院患者数＋退院患者数）÷2］

　これは，厚生労働省の「病院報告」において用いられるものです。病院の機能，診療科目によってかなり異なりますが，同じ機能や診療科と比較した場合，短いほど機能が高いと推察されます。

※DPCデータをもとに公表されているものとは，扱うデータや計算式が異なる。

③労働生産性：［医業収益－（材料費＋経費＋委託費）］÷職員数

　従事者1人当たりの付加価値を算出したものです。この数値が高いほど，職員1人当たりの生産性が高いと言えますが，種々の定義があるため，公開されているデータなどとのベンチマークの際には定義の確認など注意が必要です。

Q080 病床利用率と病床稼働率の違い

　病床利用率と病床稼働率について，定義がわかりにくいです。どのようにして考えたらよいでしょうか？　使用する用途についても教えてください。

・病床利用率＝24時現在の在院患者延べ数[*1]／病床数×100
　　＊1：在院患者延べ数とは退院患者数を除いた数

　在院患者延べ数が増加すれば病床利用率は高くなり，病床がどれだけの割合で利用されているかを示したものとなります。100％に近いほど，空きの病床がない状況で利用されていることを示します。

・病床稼働率＝24時現在の取扱患者延べ数[*2]／病床数×100
　　＊2：取扱患者延べ数とは退院患者数を含めた数

　退院患者を含む在院患者延べ数（取扱患者延べ数）となるため，病床利用率の値より高くなり，100％を超えることがあります（午前に退院した病床を午

後の入院に利用するなど，重複利用が生じるため)。運用病床数に対し，患者がどのくらいの割合で入院しているかを示す指標であり，病床稼働率が高いことは，病床を効率的に運用していることを表します。

 患者数と診療点数

病院実務を行う中で患者数と診療点数を用いた診療統計資料を目にする機会が多いので，自施設における資料の種類や活用方法，また，厚生労働省などホームページで公開されているデータについて教えてください。

病院実務において「診療統計」と呼称されるものは広い定義で取り扱われることが多いです。「患者数」と「診療点数」に関する診療統計資料は，自施設の会議資料として最も活用されている基礎データでしょう。患者数と診療点数の月次推移を示し，診療科別，病棟別に集計されているものが一般的です。これらの資料は，病院管理者が経営意思決定のための会議となる理事会や幹部会議，医師・看護師・メディカルスタッフなど病院運営に関わるメンバーで構成される診療管理連絡会議，また，医局会議，看護師長会議など職能ごとに開催される会議に用いられています。

ここでは，院内資料として活用されている代表的な資料，厚生労働省が公開している資料に分けて説明します。

1. 院内資料として活用されている代表的な資料

資料作成の目的は自施設の患者の実態把握です。具体的には，「どのような患者が，どこから来て，どの診療科で，どのような診療を受けたのか」を分析することです。その目的を達成するための基本的な指標として「患者数」と「診療点数」が挙げられます。

患者数に関する診療統計は，「入外別診療科別患者数」が通常用いられています。入院・外来別，診療科別に患者数の推移と増減率を示し，時系列推移を評価するものです。また，1日当たり患者数を算出し，同様に推移を比較することが行われています。患者数の年次および月次の推移を表すことにより患者数の増減を確認し，特定の診療科の患者が増加（減少）しているか否かを検討します。仮に，患者数の減少が見られ病院経営にも悪影響が予想される場合には，

その原因と対策を講ずる必要があります。関連する資料として，年齢階級別患者数，住所地別患者数，疾患別患者数，救急患者数，紹介患者数なども病院実務に活用されています。

　同様の観点から，診療点数に関する統計資料があります。「入外別診療科別診療点数」は入院・外来別，診療科別に診療点数の推移と増減率を示したものです。また，診療単価についても重要な指標として取り扱われています。

2．厚生労働省が公開している資料

　厚生労働省による資料のうち「患者調査」，「病院報告」などは診療情報管理士として業務の参考にしていると思われますが，ここでは複数の統計資料の主な結果についてわかりやすく整理された「我が国の保健統計」について説明します。

　「2010年我が国の保健統計（業務・加工統計）」は，厚生労働省政策統括官付参事官付人口動態・保健社会統計室および保健統計室が所管し，「医療施設調査」，「患者調査」，「衛生行政報告例」，「地域保健・健康増進事業報告」，「医師・歯科医師・薬剤師調査」，「病院報告」，「受療行動調査」および「国民医療費」などの統計資料の主な結果がまとめられています。各資料はグラフ化され，時系列にわかりやすく編集されていることが特徴です。また，資料の数値のみが示されているだけではなく，短いコメントが付記されているため，グラフの読み取りも可能です。

　例えば，「患者の動向　1-1．医療施設の種類別にみた推計患者数の年次推移」は，1975年から2014年までの39年間における推計入院患者数の値が，病院および診療所別と総数の3種類の折れ線グラフに示されています。併せて，「『入院患者数』は2008年から減少，『外来患者数』は2005年からほぼ横ばい」というコメントが付記されています。グラフによる視覚的な効果と短文説明により平易にわかるように工夫されており，診療情報管理士としても資料作成の一方法として学ぶことが多いと言えるでしょう。

　ほかの資料として，年齢階級別，都道府県別および傷病別の受療率や悪性新生物別の総患者数などが挙げられます。

Q082 在院日数を活用した3つの統計資料

病院業務を行っている中で,「平均在院日数」という用語を聞く機会が多くあります。医事課が作成した診療会議の資料や診療統計の1つの資料として示されています。しかしながら,文字通りの解釈として「在院日数の平均値」とは異なるものであるという話を聞いたことがあります。さらに,入院受付時に患者から「何日くらいの入院が必要になるのか」など,入院期間を教えてほしいという要望を受けることがありますが,その場合に,平均在院日数の数値を参考にしてよいのでしょうか。

 病院運営に有益な診療統計を作成することは,組織活動を指標化した分析を可能にするとともに,具体的なアクションに結びつけることができます。入院患者の診療実態を把握する代表的な診療統計は在院日数に関するものです。「在院日数」は入院患者の入院から退院までの在院期間を表す数値である一方で,入院患者における入院した日数と同じ意味を有する場合だけではありません。指標の性格から在院日数に関するものは代表的なものとして次の3種類があります。それぞれの内容を理解したうえで,診療統計の作成目的を明確にすることが診療情報管理士に求められることになります。

1. 平均在院日数

一般的に診療報酬上の施設基準要件として求められる平均在院日数であり,次の算出式により求められます。

$$\text{平均在院日数} = \frac{\text{在院患者延べ数}}{\frac{1}{2} \times (\text{新入院患者数} + \text{退院患者数})}$$

平均在院日数は病床運営の効率性を表す指標であり,病床管理において重要な項目とされています。経営管理指標においては機能性に関する指標として取り扱われ,そのほかには病床利用率,新患率,病床1床当たり医業収益などがあります。

ここでの平均在院日数は1人の患者を対象にした指標というよりは,1つの病棟を単位として病床の利用状況を概括的に捉えています。算出式に示される

ように，病棟に患者が入院または退院する患者数により平均在院日数の数値が変動します。このように病棟単位というマクロ的な管理指標としての性格を有しています。

2. 退院患者平均在院日数

　退院患者平均在院日数は入院患者ごとの入院日数に着目したものです。1患者の入院から退院までの期間における実日数を示したものであり，次の算出式により求められます。

$$
退院患者平均在院日数＝\frac{退院患者在院延べ日数}{退院患者数}
$$

　退院患者1人ずつの入院日数の合計を退院患者数で除した値であり，まさに退院患者の入院実日数の平均値と言えます。DPC対象病院においてDPC診断群分類別（疾病別）の入院日数はこの数値が用いられています。医事課職員が入院申し込み時に患者から入院期間の目安を尋ねられた場合に，回答する数値として利用できる性格のものです。筆者は「平均在院日数」という表現が複数の意味を持つ用語であることに鑑み，医療スタッフに対する説明時においては医事課が作成している平均在院日数に対し，退院患者平均在院日数を平均入院日数と呼称していたことがあります。このように患者単位というミクロ的な管理指標と言えます。

3. 調査日における患者別の入院期間調査

　ベッド・コントロールの観点から病院運営において重要となるのが「調査日における患者別の入院期間調査」です。

　この調査は特定の日時を指定した一時点調査であり，通常は月末午後12時現在を対象に，全入院患者における入院日からの調査日までの入院期間を算出するものです。入院患者1人ずつ調査日時点での入院実日数を算出することにより，入院が長期化しているケースをあらかじめ把握しておくことが可能となります。そのため，長期入院傾向にある患者の把握ができ，病床管理の観点から検討材料として位置づけることができます。

　診療情報管理業務において，これら3つの観点から在院日数に関する診療統計を作成，活用することが望まれます。

有意差検定を活用した統計分析

ある会議において診療統計を提示したところ、医師より「有意差は認められたのか」という質問を受けたことがありますが、なぜ有意差検定が必要なのでしょうか。また、これまで同様の観点から、「クリティカルパス導入前後の入院日数の変化（パス導入後に入院日数は短縮されたのか）」、「電子カルテ導入前後の待ち時間の変化（電子カルテ導入により外来患者の診察待ち時間は短縮されたのか）」、「昨年度と今年度の患者満足度は変化したのか（向上したのか）」など、どのような考え方で統計分析を行うのがよいのでしょうか。

A 診療統計は診療現場の実態を数値に置き換えたことにより「見える化」したものと言えます。入院日数、診療点数、待ち時間など基礎資料が数値で示されているものだけではなく、患者満足度調査は5段階評価というスケールで表現することにより、差異分析が可能になるというメリットを含んでいます。一般に数値の増減が生じていることを確認し、改善のアクションに結びつけていくことになります。そのため、「その増減」はデータの誤差によるものや、偶然に生じたものではないことが示される必要があります。

有意差とは統計的に意味ある差のことを言い、サンプル調査から得られた結果に対して有意差検定を行うことにより結論を導くのが一般的です。統計的手法は差が生じたことを客観的に評価するものとして有益なものです。診療統計の作成およびデータ分析に携わる診療情報管理士にとっても必要不可欠なスキルと言えるでしょう。

○事例紹介

この調査は大腿骨頸部骨折により手術適用となった患者が、医療連携を行うことにより在院日数が短縮されるのか否かを調べたものです。調査対象患者83人を医療連携の有無により2群別に在院日数を比較しました。**図1**に示す通り、在院日数の中央値は連携群63日に対し、非連携群83日となりMann-WhitneyのU検定（p<0.001）において有意差が認められました。この調査の結果、連携群は非連携群よりも在院日数が短縮することが認められ、連携の効果が得られたものと判断できます。

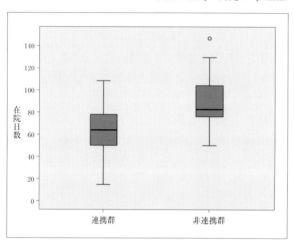

図1 連携有無別2群における在院日数の比較

(単位：件数，日)

区分	n	mean±SD	パーセンタイル 25/50/75	p値
連携群	52	64.3±21.2	50/63/78	＊＊＊
非連携群	31	91.5±25.1	77/83/113	

(Mann-WhitneyのU検定；＊＊＊p＜0.001)

○事例に関する考察

　医療連携の有無別に在院日数を比較した調査であるが，あくまでサンプル調査であることを意識しておくことが重要です。したがって，調査データから算出された平均値や中央値を比較するだけでは十分とは言えません。本来の目的から言えば，可能な限り多くの症例データを収集することが望ましいが，全数調査を行うというのは現実的ではなく，また，病院実務では自施設におけるサンプル調査の結果をもとに検討していくのが一般的だと思います。そのため，診療統計の作成において有意差検定をはじめとする統計的手法は重要となります。

 臨床評価指標とは

　医療の質評価が重視される中，病院実務においても臨床評価指標に関するデータ収集と分析が求められています。わが国の歴史的背景と現在どのような評価指標が用いられているかについて教えてください。また，病院機能評

第6章 疾病統計，医療統計，臨床指標

価を受審する予定ですが，この中にも医療の質評価に該当する項目があるのでしょうか。

A 臨床評価指標は医療の質を知るための指標として，クリニカル・インディケーター（Clinical Indicator）が用いられています。臨床評価指標を学習するにあたり，その前提となる医療評価の方法，およびわが国で行われている病院機能評価について記載します。

第1に，医療評価における評価主体は，①自己評価，②同僚評価，③第三者評価，④患者・国民による評価が挙げられます。自己評価は医療スタッフ自らが評価を行うものであり，専門職として情報の質と量は担保される一方で主観的な評価につながる懸念もあります。それに対し，同僚評価は高度な知識と技能を有する同じ専門職が評価を行うものです。また，第三者評価は医療提供者や医療受給者とは異なる第三者としての評価を行うもので，後述する日本医療機能評価機構による病院機能評価やISOなどが該当します。さらには，患者や国民による評価も念頭に置く必要があります。

第2に，評価対象が挙げられます。ドナベディアンは，医療の質の評価として，①構造（structure），②過程（process），③結果（outcome）など3つの視点を示しています。「構造」とは人員配置や組織体制，建物や機器の設備状況などが対象となり，「過程」は一連の医療活動を指しています。病院機能評価の観点に当てはめると，前者は診療各部門の体制が整備されていること，後者は各部門が適切な運営されていることを捉えています。さらに，「成果」は治療成績や患者満足度などが挙げられます。

わが国で行われている病院機能評価は，1995年に設立された日本医療機能評価機構が実施主体となっています。認定病院数は2019年4月5日現在2,180病院となり，全8,389病院のうち26.0％を占めています。病院機能評価認定に関する運用要項において，病院機能評価は医療の質の改善に資することを目的とし，書面審査と訪問審査により評価を行うこととされています。

病院機能評価は医療の質や効率を評価する指標についても指摘されています。診療の質に関する指標として，疾患別死亡率，疾患別再入院率，術後合併症発生率，疾患別5年生存率があり，効率に関する指標として，疾患別平均在院日数，疾患別1日当たり医療費が挙げられています。

また，厚生労働省は医療の質の評価・公表等推進事業を実施し，協力病院から得られたデータの収集分析を行っています。これは患者や国民による医療の

159

質に対する関心が高まっていることが背景になっています。その一方で，情報の公開については患者の重症度や年齢などを考慮した指標を選定する必要性の指摘や，患者が数値のみに惑わされるのではないかを懸念するなど慎重な意見も挙げられています。

　診療情報管理士は評価指標の定義を理解したうえで自施設のデータを公開する場合には，患者や国民の理解度に応じた説明書きを加えることも重要な業務と言えます。

Q085 わが国における臨床評価指標

　諸外国では臨床評価指標の研究が進んでいると聞きました。日本の状況はどうなのでしょうか？

A　わが国においては，臨床評価指標を用いた取り組みが進んでいます。日本病院会，全日本病院協会，国立病院機構などが独自に臨床評価指標の収集・分析を実施しており，各学会や医療機関などにおいても，さまざまな取り組みがあります。

　また，厚生労働省においても，2010年度から継続して，「医療の質の評価・公表等推進事業」が実施されています。この事業は，国民の関心の高い特定の医療分野について，医療の質の評価・公表などを実施し，その結果を踏まえた分析・改善策の検討を行うことで，医療の質の向上および質の情報の公表を推進することが目的です。毎年3団体が実施団体として採択されていますが，この実施団体は臨床評価指標を選定し，協力病院の臨床データを収集・分析して，臨床評価指標を用いて医療の質の評価・公表を行うとともに，評価や公表に当たっての問題点の分析などを行っています。また，協力病院の数は，概ね40施設以上であることが求められています。これまでに9つの病院団体等が参加し，約1,000カ所の医療機関において，医療の質の評価・公表の取り組みが実施されています。事業の報告書は，厚生労働省のWebサイトで公表されています。また，今後は，これまでの取り組みを最大限に活かすことを前提とし，医療の質の評価・公表に積極的に取り組む病院団体などの協力を得ながら，「医療の質向上のための協議会」を立ち上げ，医療機関，病院団体などを支援する仕組みが構築されることになりました。

第6章 疾病統計，医療統計，臨床指標

Q086 第三者評価としての取り組み

日本医療機能評価機構が行う臨床評価指標の取り組みとは，どのようなものですか？

A　日本医療機能評価機構は，医療機関の機能を学術的観点から中立的な立場で評価し，その結果明らかとなった問題点の改善を支援する第三者機関です。病院機能評価事業を通じて，医療機関の質改善活動を支援しています。病院機能評価の評価項目には，臨床評価指標に関するものがあります。

日本医療機能評価機構の取り組みの1つとして，病院機能評価事業によって収集されたデータを集計・解析し，「病院機能評価データブック」に報告されています。日本医療機能評価機構のWebサイトなどで公表されており，目的は，病院機能評価の認定病院をはじめ国民へ情報を還元することによって，わが国の医療の質のさらなる向上に役立てることとされています。認定病院における臨床評価指標の態様が明らかにされており，診療情報管理士が臨床評価指標に関わるうえでもとても参考になります。

Q087 病院における臨床評価指標の作成と活用

病院は臨床評価指標にどのように取り組むことが求められていますか？

A　医療技術の高度化に伴い，ガイドラインや根拠に基づく医療（EBM）など，質を測定・評価する考え方が発達しました。また，患者や国民の意識の変化から，医療の質への関心が高まり，医療の質の向上および質の情報の公表が求められています。臨床評価指標の作成の目的は，医療の質を可視化することで，病院の改善活動を促し，医療の質の改善を推進させることです。病院は，自院のデータを経時的に公表しながら，質向上のためのあらゆる努力を実施し，その結果として医療の質の改善を図ることが，臨床評価指標の第一の目的です。

また，2016 〜 2018年度厚生労働科学研究「医療の質の評価・公表と医療情報提供の推進に関する研究」（研究代表者：福井次矢）において，「研究班としては，QIの測定・公表の全国展開の最終目的は個々の病院における医療の質

の改善であり，単なる病院間の比較・ランクづけではないことを強調したい」
と報告されています。各病院の役割や機能，地域特性などの臨床評価指標に影
響を与えるものを調整する方法は，必ずしも精緻化された状況ではないことか
ら，病院間の医療の質を比較するには適切ではないという指摘もあります。

Q088 診療情報管理士と臨床評価指標

病院に勤務する診療情報管理士です。臨床評価指標の作成を行いたいので
すが，日常業務に忙殺されており，また，医師をはじめ医療スタッフの調整
に困っています。どのように取り組むのがよいでしょうか。

診療情報管理士の業務範囲は拡大していく一方で，現状は限られた人
員の配置にとどまっているといえます。日本医療機能評価機構「病院機
能評価データブック2017年度」によれば，100床当たり診療情報管理士数の
平均値は0.9人（受審病院数443病院）です。臨床評価指標の重要性が浸透さ
れても，実際に病院においてこの業務を実施するにはいくつかの課題がありま
す。3つのフェーズ別に解決策を検討してみましょう。

1．構造（ストラクチャー）に関する要因

現行の業務が多忙のため，臨床評価指標の作成・分析に着手するに至らない
ケースが挙げられます。診療録の点検や統計資料の作成などルーチン業務に費
やされ，新たな業務を行う余裕がない場合は，現実的には厳しい状況と言える
でしょう。しかしながら，臨床評価指標とは何なのかを理解しておくとともに，
どのような指標が作成され，公開されているのかなど広く情報収集に努めるこ
とは大切です。そして，現行の業務の効率化を進めて，新たな業務に向けた準
備のための時間を捻出することから始めましょう。また，臨床評価指標の取り
組みには，情報を収集・分析する人材の確保が必要になります。診療情報管理
士の具体的な関与を明確にしておき，体制の整備に関わっていくことも必要です。

2．過程（プロセス）に関する要因

どの程度まで詳細な指標を作成すればよいかを考え，完璧なまでの精度を追
求しているために導入できていないケース，また，診療情報管理部門では取り

組みをスタートさせたいが，医療スタッフからの協力が得られず，病院組織としての取り組みにまで至っていないケースが挙げられます。自施設に導入されている情報システムから抽出可能なデータを確認したうえで，ほかの医療機関で活用されている指標などを参考にして，医療スタッフからも理解を得られやすい指標を選定することが肝要です。また，現在の状況で可能な分析と今後さらに精度を高めていかなければならないことなどを整理したうえで，医療スタッフにフィードバックしながら，自施設の質改善活動に有効な指標を検討していくことも重要です。

3．成果（アウトカム）に関する要因

　作成された指標が十分に理解されず，病院運営に役立てられていないことが要因となり滞っているケースが挙げられます。診療の成果を数値化するということは，心情的にデリケートな性格を有しており，医療スタッフに正しい理解を得る一方で，病院としても指標から得られた結果を何のために使うのかという目的や活用方法を明確にしておくことが望まれます。

　医療の質向上を目指した取り組みが実現できるよう，何が原因で，どのような段階での阻害要因が生じているのかを確認することが第一歩になると思います。情報分析の領域において診療情報管理士の活躍はますます期待されています。

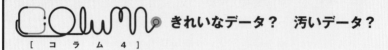

きれいなデータ？ 汚いデータ？

　2018年の第44回日本診療情報管理学会学術大会の教育講演で，国立保健医療科学院の水島洋先生は医療に関する情報の特徴として，「医療のデータは汚い」という表現をされた。また，経済産業省（厚生労働省併任）の官僚であり，高齢化社会や医療戦略の専門家である江崎禎英氏はある講演で，「AIを無条件に持てはやす現状」に警鐘を鳴らした。私自身はDPC/PDPSコーディングテキスト開発やデータ分析を行った経験から，いつも「医療のデータは精度が低い」という表現をしてきたので，この分野のエキスパートの方々が同様の感覚を持っておられたことに大変安堵すると同時に，重要な解決すべき課題だと実感した。江崎氏は講演の中でAIに関して，「最近，ビッグデータ活用が大変期待されているが，医療分野で重要なのはクオリティデータ，つまり品質が担保されたデータ」であるとしている。病院内部でデータを扱う業務を担っている診療情報管理士であれば，琴線に響くのではなかろうか。冒頭の水島先生も同じことを危惧されたのであろう。

　ところで，2015年に野村総研がAI導入でなくなる業種を示したが，ネタがネタだけにマスコミも大きく取り上げた。そこに診療情報管理士が触れられたのだから大変である。もっとも，たくさんの業種についてすべてをこの研究グループが認知していたかというとはなはだ疑問である。そもそも，日本診療情報管理士会，診療情報管理に関わるキーパーソンに実態を確認した事実もなく信頼性はいかがか。診療情報管理士の業務を理解して結論づけているのか知るよしもない。おそらくは，古い時代のClinical coderをイメージしているのではないかと勝手に推測している。そうであれば，私も強く同意である。ただ，AIやロボットが万能であれば，AI導入後に消えていく職業はその全部である。このレベルの話になると，最終的には人間はいなくてもよい，ということになる。さて，過去にも医療業界では，○○の仕事はなくなるということが話題になったことがあり，1つの例は，オーダーエントリーシステムの導入であった。医師が現場で入力するから会計は自動化，再来自動受付，カルテは自動検索抽出させロボット自動搬送システムでメッセンジャー不要，医事課職員は窓口受付以外，不要。コンピュータに蓄積されたデータはボタンを押せば何でも出てきて統計業務の負担は激減。実際，それを想定してシステム導入後の人員配置を見直した病院もあった。しかし，結果はどうであろうか。厚生労働省の病院報告によると医療にかかる全職種が増加，医療事務も例外ではない。システム化されても相手が患者という人であること，そして「きれいなデータ」に限っても，作るためには人を必要とするということではないだろうか。

（阿南　誠）

第 7 章

電子カルテ，
病院情報システム

Q089 電子カルテにおける療養担当規則規定の様式

健康保険法に基づく施設基準等の適時調査を受けることになり，電子カルテを再確認することになりました。療養担当規則の第22条には，「様式第一号又はこれに準ずる様式の診療録に記載しなければならない」とありますが，当院の電子カルテには，このような様式はありません。病名や住所は電子カルテに記録されていますし，保険に関する情報や診療報酬の点数は医事システムで確認することができます。これで問題はないでしょうか。

A 療養担当規則は，適切な保険診療録の記載を求めており，保険診療録に記載されるべき情報を医事システムで確認ができたとしても，保険診療録である電子カルテに記載が必要です。

様式第1号様式の（一）の1は，次の情報項目が必要です。なお，いわゆるカルテ表紙ではありません。

・ 患者の氏名，生年月日，性別，住所，職業
・ 公費負担に関する情報，保険に関する情報
・ 傷病名とその開始日・終了日・転帰
・ 労務不能に関する意見書の発行に関する傷病名・労務不能期間・意見書交付日・入院期間
・ 業務災害又は通勤災害の疑いある場合のその旨，など

様式第1号様式の（一）の2に求められるものは，次の項目です。

・ 既往症・原因・主要症状・経過等
・ 処方・手術・処置等

様式第1号様式の（一）の3に求められるものは，次の項目です。保険と保険以外の診療に分けて月日ごとに示す必要があります。

・ 種別の点数
・ 負担金徴収額
・ 食事療養算定額
・ 標準負担額

電子カルテの機種によっては，療養担当規則が規定する各様式を表示または印刷することができないものがありますが，保険診療録として適切な対応が必

要です。

また、様式第1号様式の（一）の3に挙げられている，診療報酬の点数は医事システムで管理される情報であり，あまり電子カルテでは取り扱わない情報といえますが，保険診療録に必要な記録です。

Q 090 電子カルテで扱う文書等のe文書法対応

手書きで作成された書類をスキャンし，電子カルテに保存しています。スキャン後の原資料を廃棄するためは，e文書法に対応する必要があると考えますが，具体的にはどのような対応が必要ですか。

 e文書法の正式名称は「民間事業者等が行う書面の保存等における情報通信の技術の利用に関する法律」です。2004年11月に制定され，2005年4月に施行されました。保存が義務づけられた文書の電子化を認める法律です。一定の要件を満たしていれば，紙媒体の文書のスキャンを行い電子データ（スキャンデータ）として電子カルテに保存しても原本とみなすことができ，スキャン後の原資料（紙媒体）については，法的保存期間内であっても廃棄することが可能になります。

スキャンデータが原本としてみなされるためには，スキャンを行った際に，電子署名法に適合した電子署名・タイムスタンプを行うことが求められます。電子署名・タイムスタンプは，文書の真正性を担保するために必要なものですので，スキャンを行った時刻を単に記録すればよいというものではありません。電子署名・タイムスタンプは，院外の日本データ通信協会が認定した時刻認証事業者にスキャンデータを電送し，その時刻にそのスキャンデータが存在していたことと，それ以降改ざんされていないことを証明する技術です。時刻認証事業者が保有する情報と病院が保有するオリジナルのスキャンデータから得られる情報を比較することによって，タイムスタンプに付された時刻から改ざんされていないことを確実に確認することができます。詳細は，「医療情報システムの安全管理に関するガイドライン」（厚生労働省）を確認してください。

なお，法令上，スキャンデータが原本としてみなされたとしても，スキャンによる情報量低下（画質が粗くなる，色調が変わる，情報の一部が欠落など）は否めませんので，スキャンについては，診療に影響のないように十分に注意

して行ってください。

Q 091 電子カルテの記事や書類の作成責任

記載内容に誤りがあるので，「代わりに訂正しておいてほしい」との依頼がありました。電子カルテでは，追記・訂正・消去などは自動的にログが記録されていると聞きました。どのように対応したらよろしいでしょうか。

紙カルテや電子カルテなど記録媒体の種類によらず，診療録の追記，訂正，消去は記載者自らが行う必要があります。電子カルテではログが記録されており，第三者による追記・訂正・消去があった場合には自明となります。また，第三者が記載者の記載を代行することは可能ですが，この場合は，本来の記載者が内容を確認した後に，その内容が正しいことを承認することが必要になります。この承認は，電子カルテの承認機能によるものでなければ真正性は担保されませんが，電子カルテの機種や世代によってはその機能が搭載されていない場合があります。

また，記載内容に明らかな誤りや不足などがあることを認識しておきながら，これを訂正せず放っておくことは重大な問題につながりかねません。したがって，このような場合には，追記，訂正，消去は正当な理由で行う必要があります。しかし，その記載者が退職している場合などの物理的に訂正等が不可能な状況も想定されます。このような場合に備えて，だれが記載者の代わりに訂正等が行えるのか，また，その場合の記載方法や記載内容について，院内でルール化しておくことが肝要です。なお，一般的には，記載内容の誤りや不足を確認した経緯とその日時の明記が必要と思われます。

Q 092 電子カルテのスキャン文書の作成と保存

電子カルテで完全なペーパーレスを目指していましたが，どうしても紙の記録が残ってしまいます。そこで，これをスキャンして電子カルテで参照できるようにしたいと考えました。紙の記録が発生した場合にどのような運用が望ましいでしょうか。

第7章 電子カルテ，病院情報システム

A 　スキャン対象分は厳選する必要があります。電子カルテ入力よりも，紙媒体に記録する方が自由度が高いため，現場の意向で，電子カルテ導入後も紙媒体の記録が残ることがあります。その一方，電子カルテの機能不足や運用上やむを得ない事情があり，紙媒体に記録せざるを得ない場合もあります。この見極めを厳格に進めて，スキャン対象文書の一覧表を作成します。これ以外の紙媒体の記録をスキャンしたいとの要求については，電子カルテ入力を基本とし対応することが必要です。仮に同じ種類の情報が電子カルテ入力であったり，スキャンされた情報であったりすると，診療情報の参照は非常に煩雑であり，診療に支障があります。

　以上を前提として，スキャンの運用について検討しておきたい事柄は次の通りです。

①スキャン対象文書の選定

　一般に診療に関連する記録は保存義務がありますが，メモや別の記録の下書きなどには保存義務はありませんので，これを念のためにスキャンするようなことは避けるべきです。診療情報管理委員会などで検討し，病院として保存しておく必要がある文書をスキャンの対象文書と決めます。そして，これに基づきスキャン対象文書の一覧表を作成し，院内に周知します。

②スキャン文書のフォーマット

　手書きで作成される記録には，記載者等が患者番号，患者氏名，作成日，作成者名などを明記する必要があります。したがって，記録用紙には記入欄を設けるなどして，必須事項の記載の不備を防止する工夫が必要です。また，記録を自由なフォーマットで作成することは，記録管理の観点から適切ではありませんので，ある程度のフォーマットの統一が望ましいといえます。

③スキャンの方法

　スキャンを行う場所については，スキャン文書の円滑な運用を考慮して検討する必要があります。院内で迅速な情報共有の必要がある文書や，患者に交付する文書の控えのためのスキャンなどでは，その文書が発生した場所でスキャンを行うことが合理的です。これ以外の文書は，スキャンを担当する専門の部署に集約してスキャンすることが，効率性と安全性の観点から望ましいといえます。「医療情報システムの安全管理に関するガイドライン」は，スキャンを担当する部署へ作業責任者を配置するよう求めています。この作業責任者は，診療に差し支えがないように適切なスキャンが行われるよう指導監督を行います。なお，スキャンは文書が発生した日（院外発生の文書で

あれば文書を入手した日）から1～2日程度以内に行うことが，前出のガイドラインで求められています。

④スキャン後の文書の保管

スキャン後の文書の保管は，文書が発生した部署でのスキャンした場合も含め，中央保管が望ましいといえます。これは，スキャン後の文書にも個人情報保護の観点を考慮した保存が求められることと，文書の廃棄を効率的かつ適正に実施するためです。なお，電子署名ならびにタイムスタンプが未導入の電子カルテでは，スキャン後の文書は原本としての取り扱いとなるため，紙カルテと同様に患者別に整理し保存することが運用上適切です。

Q093 電子カルテにおける利用者権限

紙のカルテでは利用できる者を制限していましたが，電子カルテ導入後には情報共有を望む声があり，対応を決めかねています。どのように考えればよろしいでしょうか。

基本原則は，電子カルテにおいても，個人情報保護の観点から，その患者の診療業務に携わる者が同患者の電子カルテを参照することができ，これ以外の者は，たとえ医療従事者であっても，正当な理由がある場合を除き参照することはできません。紙カルテでは，利用申し込み時に，記録管理者が利用目的や利用者の身分などを確認し，必要に応じて柔軟に利用制限が行えます。その一方，電子カルテでは，原則的に電子カルテを利用する権限を持っていれば，どの患者の記録を参照することも可能であるため，正当な理由による利用かどうかは自己判断に委ねられていることになります。

なお，電子カルテの機種や世代によっては，職種ごとや，患者ごとに参照できる範囲を制限することも可能な場合があります。電子カルテの利用に関しては，運用ルールを決め，院内に周知する必要があります。また，電子カルテのアクセスログを定期的に監視するなどの不正アクセスへの対策を講じることも必要な方策といわれていますが，何をもって不正アクセスと断定するのかは，別の調査と合わせて総合的なものとなります。さらに，退職職員の利用権限の削除や臨床実習への利用権限の付与の仕方などについても明確なルールが必要です。

第7章 電子カルテ，病院情報システム

Q 094 電子カルテの代行入力

電子カルテを運用している病院において「代行入力」を行っているという話を聞いたことがあります。具体的に誰が代行入力を行っているのか（行うことができるのか），その根拠について教えてください。

A 「医師及び医療関係職と事務職員等の間等での役割分担の推進について」（2007年12月28日付，医政発第1228001号）という文書に「代行入力が可能である」ことが，明記されています。ここでは，医師，看護師，事務職員などが互いに過重な負担がかからないことを前提として，法令に認められている業務範囲の中で適切に役割分担を図ることが掲げられています。

役割分担の具体例としては，診断書，診療録，処方せんの作成が挙げられます。これらの書類は，「診察した医師が作成するものであり，作成責任は医師が負うこととされているが，医師が最終的に確認し，署名することを条件に，事務職員が医師の補助者として記載を代行することも可能である」と示されています。また，「電磁的記録により作成する場合は，電子署名及び認証作業に関する法律（2000年法律第102号）第2条第1項に規定する電子署名をもって当該署名に代えることができるが，作成者の識別や認証が確実に行えるよう，その運用においては『医療情報システムの安全管理に関するガイドライン』を遵守されたい」とあります。

また，診察や検査の予約については次のように記載されています。「近年，診察や検査の予約等の管理に，いわゆるオーダリングシステムの導入を進めている医療機関が多く見られるが，その入力に係る作業は，医師の正確な判断・指示に基づいているものであれば，医師との協力・連携の下，事務職員が医師の補助者としてオーダリングシステムへの入力を代行することも可能である」とあります。

これらのことから，一定の条件が満たされていれば，事務職員が診察や検査などのオーダーに関する代行入力は可能であると判断できますが，「一定の条件」とは何を示しているのでしょうか。

「医療情報システムの安全管理に関するガイドライン」（厚生労働省）において真正性の確保の観点から4つの要件（①入力者及び確定者の識別と認証，②記録の確定，③識別情報の記録，④更新履歴の保存）が示されています。代行

入力を行う場合の留意点は、代行入力を実施する個人ごとにIDを発行し、そのIDでシステムにアクセスすることが求められています。また、代行入力の承認機能が挙げられます。①代行入力を実施する場合、具体的にどの業務などに適用するか、また誰が誰を代行してよいかを運用管理規程で定めること、②代行入力が行われた場合には、誰の代行が誰によっていつ行われたかの管理情報が、その代行入力の都度記録されること、③代行入力により記録された診療録などは、できるだけ速やかに確定者による「確定操作（承認）」が行われること、この際、内容の確認を行わずに確定操作を行ってはならないこと、④一定時間後に記録が自動確定するような運用の場合は、作成責任者を特定する明確なルールを策定し運用管理規程に明記すること、が示されています。

　以上のような規程を理解し、自施設における運用を確認することが重要となります。

Q 095　電子カルテの記録点検

　電子カルテでは、作成された記録をどのように点検すればよいのでしょうか。

　　　　診療記録の点検には、記録作成の有無を確認する目的のものと、記録の内容について適切な作成であるかを確認する目的のものとがあります。前者は、量的に記録の存在を確認できればよく、後者は、記録の存在を前提に、その記録の内容を事実関係に基づいて質的に確認する必要があるということになります。

①記録作成の有無についての点検

　電子カルテのデータベースに蓄積されている記録の作成情報を用いて、記録作成の有無を確認することができます。電子カルテの機種や世代によって、このような機能が搭載されている製品と搭載されていない製品がありますが、市販のデータベース管理ソフトウェアを用いても、比較的容易に記録作成の有無を確認することができます。また、データベースの記録の作成情報を利用するためには、その記録の名称や識別コードなどの記録を特定できる固有の識別情報が必要です。

　このため、同じ名称や同じ識別コードで、異なる種類の記録を作成しない運

第7章 電子カルテ，病院情報システム

用とすることが肝要です。複数の記録で同じ名称が使用されるなどの記録が固有の識別情報を持たないケースでは，困難になります。この場合は，データベースから該当しそうな記録の作成情報を抽出し，それを目視で点検することになります。

②記録の内容についての点検

目視による点検が一般的です。ただし，何をもって記録を「適切」と判断するのかにもよりますが，記載すべき項目が充足されているかどうかを点検するのであれば，記載すべき項目ごとの記録の存在を機械的に調べることが可能な場合があります。

紙カルテでは，診療録の返納や書類の提出を契機に，作成された記録を点検することができます。しかし，電子カルテでは，記録の管理者が能動的に適当なタイミングを決めて点検する必要があります。

Q 096 電子カルテによるカルテ開示

カルテ開示に対応するために，電子カルテから診療記録を印刷することになりますが，注意しておくべきことを教えてください。

A 電子カルテが保有する情報は，診察記事や指示などの診療録に記述される記録が主です。検査所見報告などの記録は，それぞれの部門システムに保存されていることが一般的です。つまり，患者のすべての診療情報が，電子カルテという1つのシステムに保存されているわけではありません。このため，診療記録の全ページを一括で印刷できる電子カルテは少ないようです。多くの場合には，電子カルテに保有される記録は電子カルテから印刷し，これに加えて，検査所見報告などは複数の部門システムから印刷しなくてはなりません。したがって，カルテ開示に際しては，その患者の診療記録には，どのような部門システムの記録が含まれるのかを正確に把握し，複数の部門システムから漏れなく印刷できるように細心の注意が必要です。

また，修正歴や削除歴を印刷しないことを選択できる場合があります。基本原則は，修正歴や削除歴を印刷することとしつつ，開示手数料を抑える意図で印刷枚数を減らすよう患者が希望した場合などで，修正歴や削除歴を印刷しな

173

いといった対応も可能です。そのほか，電子カルテでは白紙のページや未記載の書類が保存されている場合もあり，患者にとって不要な用紙が出力されることもあります。カルテ開示の詳細については，法的な規定があるわけではないので，患者の理解が得られる範囲でより柔軟な対応を検討してもよいでしょう。また，印刷した診療記録には，電子カルテ特有の記号が印字されている場合もあり，必要に応じて読み方の説明書を添付するなどの工夫も必要です。

電子カルテの情報活用の目的，方法，そのための準備

　診療情報管理部門の業務として情報活用が挙げられます。従前までの紙媒体でのデータ分析においては基礎データとなる分類方法にあいまいさを残すため，精度の高い分析にまで至らないことも多くありました。電子カルテなど情報システムの導入により統一した書式による患者データの収集が可能となったことから，積極的な情報活用を図ることが求められています。

　特に，情報活用は業務範囲が広く，具体的な考え方が難しいという意見を実務担当者から聞くこともあります。ここでは，病院運営に有益な帳票作成を目指し，電子カルテなど情報システムによる情報の活用に関する一連の業務について，どのような考え方で業務を進めればよいのか教えてください。

　電子カルテに保有されているさまざまな患者情報を収集・分析し，活用していくことは診療情報管理部門として重要な業務と位置づけることができます。特定の患者情報の確認から診療部門を含めた全病院的な業務改善を目指したものまで情報活用の範囲は広く，統計資料の作成方法が1つのポイントとなります。どのような情報を分析し，統計資料を作成することで情報活用を行っていけばよいのかわからないという質問を受けることもあります。

　ここでは，初心者の診療情報管理士が情報活用を行い，統計資料を作成していくうえでの考え方について整理しました。

①目的の明確化

　まず初めに，情報活用を行い統計資料を作成するための目的を明確にすることが挙げられます。その目的を達成するためにはどのような情報が必要となるのでしょうか。必要となる情報は自施設の電子カルテに保有されていま

第7章 電子カルテ，病院情報システム

すか。電子カルテの機能の一部として簡便に出力される資料でしょうか。また，基礎データのみをシステムから抽出し担当者がExcelなどで加工を行うのでしょうか。例えば，「患者数に関する情報活用を行う」と考えた場合に，何を目的とした患者数の資料が必要となるのか，という考え方が前提になります。

②現在作成されている資料の確認

どのような資料が有益なのかという質問をされる方は，すでに現在の業務の中で資料作成を行っていることが多く，より高度な資料の作成を目指しているケースが見られます。新たな資料を作成することも重要なことですが，現在作成されている統計資料がどのように活用されているのかを確認することも大切な業務です。その中で，何が不足しているのか，なぜ十分に活用されていないのか，自施設の情報システムの運用実態に鑑み問題点を整理したうえで次のステップに進むことになります。

③院内の他部門において作成されている資料の確認

自身が所属する診療情報管理部門においてさまざまな統計資料が作成され，活用されていることと思われますが，診療情報管理部門以外の部門においても何らかの資料が作成されているということはないでしょうか。例えば，医事部門，地域医療連携室など自施設の病院組織に応じた業務分担が行われている一方で，複数の部門に関連する業務も多く見られます。診療情報管理部門において新規に作成した資料が，すでにほかの部門で作成されている帳票と類似している（または，同じ目的が満たされている）となれば残念です。「あなたが知らないだけで，実際はすでに医事課にて作成されている資料がある」ということにならないように，他部門を含め広く院内の業務について確認を行うことも必要となります。

④院外または公開されている資料の確認

昨今，書籍や雑誌だけではなく，インターネット上には多くの資料が公開されています。自施設で求めている有益な統計資料は，これらの公開資料の中に存在するものはないでしょうか。また，自施設の資料作成時に参考になるものや応用できるものが得られることもあるかと思われます。同じような規模や経営主体で運営されている医療機関において，事例が取り上げられている書籍や雑誌に掲載されたケースレポートは貴重な情報提供です。公開されている資料のうち一部でも自施設に応用可能なものがあれば，新しい統計資料の作成を検討するうえで役立つものと考えられます。

⑤オリジナル資料の着手へ

　統計資料の作成は目的を明確にしたうえ，最終的には自施設における有益なオリジナル資料を作成することにつながるでしょう。当初から大量データの分析結果を想定した資料の作成を始めることは得策ではなく，精緻化と業務負荷とのバランスを念頭に身近なところからスタートさせることも重要であると思います。

Q098 電子カルテの障害発生時に向けた診療情報管理士の対応

　当院では電子カルテを導入しています。システムの障害が発生した場合に，どのように対応すればよいのでしょうか。システム障害時における規定やマニュアルを作成する場合の留意事項について教えてください。

　電子カルテは24時間365日休みなく稼働していることが前提になり，病院の業務が成り立っています。しかしながら，現実的にはさまざまな原因によりシステムの障害が発生する可能性があります。そのため，電子カルテが使用できない事態に陥った場合を想定して，システム障害対応マニュアルを作成し，理解をしたうえで院内全体における共通認識が求められます。診療情報管理士は，記録の管理を行う立場からシステム障害時の対応を考えておく必要があると言えるでしょう。

　システム障害が発生した場合は，障害レベルの判別を行うとともに，全部門に影響する障害であると判断した場合は速やかに情報伝達を行うことが重要です。院内放送にて一斉通知を行うのも一方法です。診療部門と連携し，障害レベルに応じて現在診察中の患者に係る処方せん，検査指示は紙媒体や伝票による運用に切り替えを行い，診療録については事後入力も考慮した対応が必要になります。このように情報システムの障害状況に応じた適切な対応が行えるように規定やマニュアルの整備が求められます。

　また，医療情報システムの安全管理に関するガイドラインにはシステム管理者および利用者が遵守すべき事項として次の6点（①組織的安全対策，②物理的安全対策，③技術的安全対策，④人的安全対策，⑤情報の破棄，⑥情報及び情報機器の持ち出しについて）が挙げられています。

　さらに，大規模災害などによるシステムダウンを想定し，BCP（Business

Continuity Plan；事業継続計画）の考え方に従って，障害発生時における業務の継続に向けた計画や手順を作成しておくことも重要になります。

 退職予定の医師が電子カルテの閲覧を希望する場合

退職予定の医師から，「これまで診療してきた患者さんを次の勤務先で継続治療したい。退職後もこれまでのように，電子カルテを閲覧したり，文書の出力やその文書を院外持ち出ししたい」という申し出に対し，どのように対処すればよろしいでしょうか。

 退職時に当該医師のID番号を削除し，電子カルテ操作そのものができなくなり，その段階でカルテ閲覧はできなくなります。また，電子カルテ画面の閲覧については，1人での閲覧は認めず，診療部長や診療科長の責任のもと，現職医師が操作する前提で閲覧を許可します。これは，プリントスクリーンや情報漏洩を抑制するためです。退職後，臨床研究目的や，指導医あるいは専門医の資格取得のために在職中担当した患者情報を入手したいという申し出を受けることがあります。今回のように診療のために当該患者情報を得る目的でカルテ閲覧を希望する場合，事前に閲覧申請書の提出を求め院長決裁で許可するシステムを導入します。申請書の項目としては，申請者の氏名や申請年月日に始まり，希望する対象患者氏名および，対象患者の診療録，使用目的などを記載していただきます。

退職医師の個人情報の持ち出しを希望する場合は，個人情報の連結不可能匿名化を行った後，退職医師に渡します。なお，これら一連の作業については手順マニュアルの明文化が望ましいと考えます。

Q100 電子カルテと紙カルテの併用

現在，電子カルテ導入の検討を行っています。院内には訪問看護センターを併設し，訪問看護師が看護記録の記載および管理を行う一方，医師は訪問診療後の外来カルテへの記載を行っています。このようなことから，訪問診療のみ従来通り紙カルテ運用で行うことが議論されています。電子カルテと

紙カルテの併用についてどのような運用を考えるとよいでしょうか。

A 電子カルテと紙カルテの併用を行った場合，訪問診療患者が入院した際など，紙カルテを見なければ情報がわからないなど，さまざまなデメリットが発生します。また，診療録の一元管理という点でも問題はあります。タブレット端末の利用により回線接続の問題は解消されますが，長文入力は困難という問題点があります。

訪問診療の電子化の場合には，通信機能付きノートPCあるいはノートPCとPocket Wi-Fiを持参した運用を行うことが可能です。この場合，回線接続時の不具合や，訪問先での環境が異なるためさまざまな課題が発生することを考慮しなければなりません。解決に向けた運用として，下記の4つがあります。

①回線接続不具合についてはタブレット端末で解消可能なことが多い。
②デジタル機器を用いた入力が困難な場合，紙にメモをとり帰院後に入力する。
③メモの入力は医師事務作業補助者による代行入力か訪問看護師により行う。
④SEの協力が得られる場合，回線問題が解消可能。

電子カルテの導入によりさまざまな課題が発生しますが，人材と費用とのバランスを見ながら多くの職種が関わる後方支援体制も考慮した運用方法が挙げられます。

電子カルテの文字色

電子カルテに記載する「文字色」についてですが，黒または青以外での記載は許容されるものでしょうか。

A 電子カルテのフォントカラーについて，記載された文字は見やすい黒色が一般的に使用されています。病院で使用する色が規定として決められている場合は，その運用を遵守することが望まれます。黒色や青色以外の色を用いた記載について紙カルテの時代に，看護記録で勤務帯を表すために，「黒，青，赤」で記載することで，「日勤，準夜，深夜」を区別しました。しかし，厚生局の指導事例として「紙カルテは黒または青で記載する」とあります。この事例文書をもとに紙カルテでは，カルテに黒色や青色以外での記載を自粛

第7章 電子カルテ，病院情報システム

するようになりました。しかし，電子カルテでの記録記載では病院によっては「対診記録」は緑色，「麻薬使用」の詳細情報は赤色と決めて院内全体で注意喚起を促し，情報の共有や情報の見落としを招かない記載方法を取り入れた運用を行っている医療機関もあります。

　患者に見せたくない内容を電子カルテでは見えにくい黄色の文字で記載するというケースがあります。例えば，家族から患者へ伝えないでほしいと言われた情報やその逆の場合，クレーム，患者から職員への暴力情報，その患者には知らせたくない特別な情報，デリケートな対応を要する情報などの内容です。また，患者が未成年者の場合，虐待疑いについての情報は重要な情報です。しかし，これらの内容を電子カルテに黄色で記載したところで，カルテ開示の際に判読は可能であり不都合な情報になりかねません。このような内容は電子カルテには記載せず，別の方法で記録し共有できるような運用が望ましいと考えます。紙カルテ同様，電子カルテにおいても患者が読んでもよいように記録するのが大前提です。

　「診療情報の提供等に関する指針」には，「6　診療中の診療情報の提供」や「8　診療情報の提供を拒み得る場合」がありますので，参考にしてください。

Q102 他施設からの画像メディアの取り扱いについて

　当院では，整形外科は全員返却，紹介元施設より「要返却」が指定されている場合は返却し，そのほかは返却を希望されるかどうかを患者に尋ね，希望がある場合は返却する運用を行っています。しかしながら，画像メディアは診療情報提供書の一部であるため，診療情報提供書同様に扱い，患者に渡すべきではないとする意見や，紹介元の許可なく患者様に渡すことはトラブルの発生が危惧されるという意見も挙がりました。この意見に対し，「画像メディアは患者がお金を払って買ったものであり，自分の画像を自分で見ることに問題はない」とする医師側からの意見がありました。他施設で撮って画像を持ち込むことがあり，どのような運用を行えばよいでしょうか。

A
　法的に定められたものはありませんので，学会作成のガイドラインを参考に回答します。「画像情報の確定に関するガイドライン 第2.1版（日本放射線技術学会，2014年8月18日）」

4．外部の医療機関等から持ち込まれたフィルム（コピー）や画像情報の取り扱い

- 診断の根拠として用いた一部の画像情報について保存の必要性が生じるものであり，持ち込まれた画像情報のすべてについて保存義務が生じるとはいえない。
- 持ち込まれた可搬型媒体は，本来患者の所有物であるため，紹介先医療機関などにおいて保存する必要は必ずしもない。

「画像CD-Rは本来患者の所有物なので患者に返却しなければならない」とする意見は上記ガイドラインを根拠にされているものではないかと考えます。

外来での診療情報提供書に添付する画像メディアは，診療情報提供料に含まれるため，別途費用発生はないはずですが，紹介先が未定の場合は費用算定できないため，院内掲示したうえで自費請求している施設もあるかもしれません。この場合は「買った」という考え方をされるかもしれません。しかし，退院時に画像添付すると加算が別に算定できますが，費用算定したから「患者が買ったもの」ということにはなりません。

診療情報提供書は患者に返却したりしませんし，患者を経由して紹介先の医師へ情報提供されるものです。したがって，患者の画像メディアを患者に返却しなければならないということにはならないと考えられます。画像メディアは患者のデータであり，医療者側の所見などが含まれていなければ，紹介元の許可なく患者が所有することに問題はないとも考えられます。診療情報提供書は紹介先での治療内容について説明し，患者の同意を得たうえで診療情報提供しているはずですので，患者が見ても問題のない内容になっていることが基本であると考えます。医療機関によっては①PACSに取り込んだ後，1年保管して廃棄する，②患者から返却要望の申し出があった場合はPACS取り込み後に患者に返却する，③PACSに取り込めない画像メディアは永久保管する──という運用を行っています。

第8章

診療報酬請求，医事業務等

入院診療計画書の記載

入院診療計画書の「総合的な機能評価」についてお尋ねします。

「総合的な機能評価」の欄は，総合的な機能評価を行った患者について，評価結果を記入することと明記されています。入院診療計画書を作成し，患者へ交付する時（入院から1週間以内）には，病状などの事由により総合的な機能評価を行っていない場合が多いので空欄になっていることが多いのですが，皆さんの病院ではどのように運用されていますか。

当院では，総合評価加算の算定を検討中で評価のタイミングなどを話し合っているところです。入院診療計画書のこの欄はどう考えるか悩んでいます。

 まず，メーリングリストでの意見を紹介しましょう。

当院でも，入院診療計画書をお渡しするタイミングと機能評価をするタイミングが異なるので，記載が難しいと悩み，先月厚生局に電話にて確認をしました。厚生局のお返事は，入院診療計画書へは「別紙にて」，「後日評価結果を説明いたします」といった記載ではダメとのことでした。入院前または入院時の機能について総合的に評価し，その結果を記載してください，と言われました。その後，「病状の安定が見込まれた後できるだけ早期に」総合機能評価をし，それについては改めて患者さんに評価結果を必ず説明してください，と念を押されました。

次のような意見もあります。

当院において総合評価加算の算定を行う際の運用は，下記になります。
○入院時に看護師が総合機能評価簡易版（CGA7）を使用し患者を評価。
↓
○医師はその評価表に基づき総合評価を実施。
↓
○入院診療計画書には，〔問題なし，認知機能障害（疑い），ADL障害（疑い），その他〕の4区分を標記し，該当項目にチェック。
↓

第8章 診療報酬請求，医事業務等

○問題なし以外で，患者説明を行った場合は，診療記録にその内容を記載。

↓

○医事課は，レポート画面で確認後コスト算定をする。

　総合評価加算については，2012年度診療報酬改定関係資料として厚労省保険局医療課長発通知や事務連絡が掲載されています。

　病状の安定が見込まれた後できるだけ早期に，患者の基本的な日常生活能力，認知機能，意欲等について総合的な評価（以下「総合的な機能評価」という。）を行った場合であって，当該総合的な機能評価を行った時点で現に介護保険法施行令第2条各号に規定する特定疾病を有する40歳以上65歳未満である者及び65歳以上である者について，入院中1回に限り算定する。

　総合的な機能評価の結果について患者及びその家族等に説明し，要点を診療録に記載すること。　　　　　　（2012年3月5日，保医発0305第1号より）

（問）　入院診療計画書の総合的な機能評価については，総合評価加算を算定しない患者では，行う必要はないのか。

（答）　その通り。　　　　　　　　（2010年5月9日，事務連絡・一部修正より）

　入院診療計画書は入院後，多職種で入院計画を策定し1週間以内に交付することになっている。総合評価加算を算定する場合は入院診療計画書の総合的な機能評価を記載することとなるが，病状が安定しない場合は入院時に総合的な機能評価を行い，その後状態が変化すれば，その内容を患者・家族などに説明し診療録に記載すればよいということになります。

Q 104　初診に係る特別の料金の徴収

　当院は400床の許可病床を有する一般病院です。外来診療において，紹介状を持たずに，初診で受診した患者に対して，保険外負担（特別の料金）を徴収する際の注意点を教えてください。

A 　外来診療における保険外負担（特別の料金）は，1984年の健康保険法改正で「特定療養費」制度の一部として創設され，その後，2006年10月から「保険外併用療養費」制度に改められました。近年では，かかりつけ医（緩やかなゲートキーパー制度）を促進することなどや大病院の外来を抑制する目的で，2016年度診療報酬改定で特定機能病院（大学病院など）と500床以上の一般病床を有する地域医療支援病院が，2018年度診療報酬改定では，特定機能病院（大学病院など）と400床以上の許可ベッドを有する地域医療支援病院の紹介状なしの外来受診に対して，5,000円以上（初診）および2,500円以上（再診）の特定療養費の徴収が義務化されることになり，今日に至ります。

　健康保険制度では，原則として医療保険給付を受けている患者に対して，併せて自費料金の徴収を行うことは禁じられています（混合診療の禁止）が，この「保険外併用療養費制度」は，保険診療と自由診療の混合診療について，限定的に合法性を与えるものとなっています。

　2019年現在，医科で保険外併用療養費制度の対象となっている項目は，今回ご質問の初診に係るものも含め14種類あり，これまで高度先進医療および選定療養としていたものを再編し，保険給付の対象とすべきであるか否かについて適正な医療の効率的な提供を図る観点から評価を行うことが必要な療養を「評価療養」として，特別の病室の提供など被保険者（患者）の選定に係るものを「選定療養」として区別しており，大病院の外来を抑制する目的で義務として実施されているものや，200床以上の病院の未紹介初診の際の自費徴収は後者に当たります。

　ただし，実際に保険外併用療養費制度を提供し，患者負担を徴収する場合は，以下の3点に留意する必要があります。

①患者に対して十分な情報提供を行い，患者の自由な選択と同意の下で実施する。

②保険外併用療養費制度の内容及び費用に関する事項を院内の見やすい場所に掲示することをはじめとして，各保険外併用療養費制度に定められた要件を満たしている。

③特別の料金などの内容を新たに定めた場合，または変更する場合は，その都度地方厚生局長に報告し，毎年7月1日にはその内容を報告する必要がある。

患者への同意については，文書などの交付までは求められていませんが，診察申込書などにその旨と同意を取ったことをチェックし，事後においても確認が取れるような工夫は必要ではないでしょうか。

また院内掲示の例として，医科点数表の解釈には，「他の保険医療機関等からの紹介によらず，当該病院に直接来院した患者については初診に係る費用として○○○○円を徴収する。ただし，緊急やむを得ない事情により，他の保険医療機関からの紹介によらず来院した場合にあっては，この限りではない」といった文面が例示してありますので参考にするといいでしょう。

こうした保険外負担については，今回の「保険外併用療養費制度」のほかに，特別メニューの食事の提供や，治療とは直接関係のないサービスやまたは物であって，「療養の給付と直接関係の無いサービス等の取り扱いについて（2008年，保医発第0508001号）」に基づく範囲の実費に限り，徴収が認められています。なお，これらについては，差額の徴収や実費の徴収をせず，医療機関が無料で実施してもよいとされています。

次に医科点数表の解釈に挙げられている保険外併用療養費（未紹介患者の初診）についての留意点を列挙してみましょう。

① 患者の疾病について医学的に初診と言われる診療行為が行われた場合に徴収できるものであり，自ら健康診断を行った患者に診療を開始した場合は，徴収できない。

② 同時に2以上の傷病について初診を行った場合においても，1回しか徴収できない。

③ 1傷病の診療継続中に他の傷病が発生して初診を行った場合においても，第1回の初診時しか徴収できない。

④ 医科・歯科併設の病院においては，お互いに関連のある傷病を除き，医科または歯科においてそれぞれ別に徴収できる。

⑤ ①から④までによるほか，初診料の算定の取り扱いに準ずる（医師ごとに異なる特別の料金の徴収が可能とされている）。

このほか，以下に該当する場合は，費用の徴収が認められていませんので注意が必要です。

・国の公費負担医療制度の受給対象者は，「やむを得ない事情がある場合」に該当しているものと見なされる。

・いわゆる地方単独の公費負担医療（以下「地方単独事業」という）の受給対

象者については，当該地方単独事業の趣旨が，特定の障害，特定の疾病等に着目しているものである場合には，上記と同様の扱いとする。
・社会福祉法第2条第3項第9号に規定するいわゆる無料低額診療事業の実施医療機関において当該制度の対象者について初診に係る特別の料金の徴収を行うこと，およびエイズ拠点病院においてHIV感染者について初診に係る特別の料金の徴収を行うことは，「やむを得ない事情がある場合」に該当するとして認められていない。

　最近，本会のメーリングリストでも，「200床以上病院の初診特別料金，患者の同意なき徴収は指導対象」という医療ニュースの話題が取り上げられ，国会答弁でも同意なき特別の料金の徴収は，個別指導の対象となるといった事案についての注意喚起がなされています。ほかにも窓口で要件を確認せず，一律の費用徴収を行っている例が報告されるなどしており，今一度自院の状況を再確認する必要があるでしょう。

Q 105　CPAで救急搬送され死亡した患者の死亡診断書・死体検案書

　CPA（心肺停止：cardiopulmouary arrest）で救急搬送され，蘇生処置を行った患者が死亡した際の死亡診断書，死体検案書の別について，どのように判断するのでしょうか。

　救命蘇生後，何らかの医療行為が行われた段階で「診療継続中」と判断されるので，この段階を経て死亡した場合には診療中の患者が死亡したと解され，死亡確認時に診断できれば「死亡診断書」を発行することになります。診断できない場合，外因死の場合には異状死体として取り扱うことになります。なお，異常死の場合には，下記の判断基準を参考にしてください。この参考資料は東京都のものになりますが，異常死と病死などに分けて判断し，病死の場合には担当医師の判断により死亡診断書，死亡検案書が分かれます。
　また，死亡診断書は診療継続中の患者が当該診療に関わる傷病で死亡した場合に担当した医師が作成するもので，死体検案書は，診療継続中以外の死体の検案時や診療継続中であっても，その死因が当該診療に係る傷病とは関連しない原因により死亡した場合に，医師が作成するものです。

第8章 診療報酬請求，医事業務等

【参考】異状死の届出の判断基準（医療機関向け）

医師法第21条により警察署に届出が必要な異状死は次の通りです。

○届出が必要な異状死

・すべての外因死（災害死）とその後遺症，続発症

・自殺，他殺

・死因不明，内因か外因か不明

　※入院経過の有無，長短にかかわらず警察に届け出てください。

○届出の必要がない普通の死

・診断のついた病死

・新規患者の院内死亡であっても病死であることが画像や心電図等で診断（ないしは推定）できる場合で，異状死（上記）にあたらないもの

※医師の最終診察以後24時間以上経過していても，診断のついた病死は異状死にはあたりません。

http://www.fukushihoken.metro.tokyo.jp/kansatsu/iryou.html

Q106 レセプト点検

　普段，レセプトについては，医事課の業務として，特段注意を払ってきませんでしたが，レセプト点検の実務とその留意点について，診療情報管理士が知っておくべき，学んでおくべきことがあれば，レセプト点検と診療情報管理との関わり方も含めて教えてください。

A 　レセプトは，医師や看護師などが行った診療行為を保険診療のルールに則って過不足なく記載した公文書で，月単位で作成され，その根拠となっているのは診療録の記載です。このレセプトは，診療に従事する保険医の名のもとに作成され，各都道府県の社会保険診療報酬支払基金や国民健康保険団体連合会といった審査支払機関を通じて，保険者（支払側）に提出され，再度審査支払機関を通じて医療費が保険医療機関に支払われる元となる大変重要な文書です。

　本来であれば，その月に作成されたレセプトと診療録とをすべて突合点検するなどして，請求漏れや算定要件のチェックを行うべきであり，地方厚生局の個別指導がある場合などは，入院も入院外についても全件について保険医が確

187

認していることが求められます。

　しかし，現実問題として，入院・入院外のすべてのレセプトをその施設で勤務する保険医が全件チェックしている医療機関は一体どのくらいあるのでしょうか。500床規模で，外来患者を1日平均1,000人扱っている保険医療機関を例にとっても，毎月のレセプトの枚数（件数）は，入・外合わせてもゆうに2万枚（件）を超えるのではないでしょうか。このレセプトを翌月の10日までに点検し，記載要領などのルールに従って編綴したうえで総括表などの請求書を取りまとめ，審査支払機関に提出するのは物理的に困難を伴います。

　基本は，日々の診療の中で小まめに傷病名をつけることが，第1に行われるべきであり，忙しいと言われる外来にあっても会計入力などの際に，医事システムで確認できるチェック体制を整え，外来中や終了後に診療現場にリアルタイムでフィードバックするなどして，その日のうちに処理をするよう心がけ，レセプト期間と言われる月初めに作業を持ち越さないようにすることが肝要となります。

　入院のレセプトについても，月末や月初めに業務が偏らないように，退院した患者のレセプトは，退院の都度チェックしたうえで完成させて，月初めには入院中の患者のレセプトだけに集中できるように業務フローを見直すことも必要なのではないでしょうか。

　最近は，電子カルテや医事システムを検討するにあたって，レセプトチェックソフトも同時に導入するところも少なくありません。しかしながらこういったソフトも，レセプト上の傷病名や記載要領上の不備をチェックするに過ぎず，診療録との突合をしてくれるわけではありません。よって，ここで指摘されたエラーも必ず診療録に立ち戻って確認をする必要があります。またレセプトチェックソフトを利用する際に最も重要になるのは，傷病名のマスターコードの利用です。未コード化傷病名（いわゆる手打ちされたワープロ病名）を使用している場合には，レセプトの作成の際に使用されている医療行為や薬剤などのマスターコードとの突合が行われないためにソフト自体が用をなさなくなります。その意味でも傷病名のレセプト電算コードなどのマスターコードの利用促進と管理は必須となり，診療情報管理士の関与の余地も大きいといえるでしょう。近年，レセプト電算処理システム（レセプトの電子請求）の普及に伴って，審査支払機関でもレセプトチェック体制のイノベーションが図られ，未コード化傷病名削減の取り組みが加速しています。2018年度診療報酬改定では，DPC対象病院の「保険診療指数」の評価ポイントになっていた未コード化

傷病名削減への取り組みが,「データ提出加算」の更なる加算ポイント（提出データ評価加算）として，データ提出加算の施設基準を有するすべての医療機関に拡大適用されることになりました。

また,「Q109 指導管理料の記載」でも触れましたが，レセプト点検の際に，請求漏れがあったからといって，安易にレセプトに計上して請求することもつけ増し請求とも取られかねないので要注意です。患者には，毎回の診療の都度，医療費明細書が交付されることになっており，事後に保険者から送付された医療費通知との食い違いが生じることとなります。当然，レセプト上で漏れがあったとしてつけ加えた診療行為については，患者の一部負担の徴収が行われないこととなり，健康保険法の規定にも抵触します。

したがって，法律に規定されたルールに則り診療録の記載を行い，さらに保険診療のルールに則って保険請求する体制づくりを行うことが非常に重要なことなのです。

医師事務作業補助者の直接支援

当院の医師事務作業補助者は以下の業務を軸に展開しております。
① 看護師に紛れての外来診察補助
② 癌学会などの症例登録
③ NCD，JACVSD手術登録
④ 医局秘書業務
⑤ 書類管理（面談など）

保険給付関係の書類代筆は誰でもできるようにしており，おのおのが空き時間に行っております。医師事務作業補助者の直接支援としてほかにどのような領域（業務）があるのか教えてください。

医師事務作業補助業務について，メーリングリスト会員から以下のことが提示されました。
○診断書作成（書類代筆）
○外来診察の電子カルテへの代行入力
○検査の予約やその説明
○サマリー入力

189

○回診用検査結果・体温・食事・体重・排泄等のリスト作成

○カルテ貸出・返却

○ミーティング（月2回，責任者の副院長が来て，各自の状況を報告し議事録を作成）

○キャンサーボードの司会〔症例のシート（主訴，臨床経過など）作成，報告など〕

　どの医療機関でも，ほぼ同様な業務が行われていると思います。実施可能な業務を検討する意味でも，今一度，施設基準などを確認しておきましょう。

　医師事務作業補助者の業務は，医師（歯科医師を含む。）の指示のもとに，以下のような業務を行うことができます。

○診断書などの文書作成補助

○診療記録への代行入力

○医療の質の向上に資する事務作業

　・診療に関するデータ整理

　・院内がん登録等の統計・調査

　・医師の教育や臨床研修のカンファレンスのための準備作業等

○行政上の業務

　・救急医療情報システムへの入力

　・感染症サーベイランス事業に係る入力等

　また，医師事務作業補助者が行ってはならない業務としては，以下のような業務があります。

○診療報酬の請求事務（DPCのコーディングに係る業務を含む。）

○窓口・受付業務

○医療機関の経営，運営のためのデータ収集業務

○看護業務の補助

○物品運搬業務等

　以上のように，医師事務作業補助者が行ってよいのは，診断書などの文書作成補助，診療記録への代行入力，医療の質に資する事務作業，行政上の業務に係る業務となります。また，代行入力については，必ず医師の承認を得られる業務フローであることが重要です。

第8章 診療報酬請求，医事業務等

「なりすまし」と疑われるような運用を行わないよう，適切な運用を徹底しましょう。業務内容にはグレーゾーンもあり，どの医療機関でも判断に迷うことが多いようです。以下にその一部を示します。

【資料】事務連絡より一部抜粋
（問6）　医師事務作業補助はDPCコーディング作業において，どこまで担当してよいのか。
（答）　主たる傷病名は当該患者の療養を担う保険医が決定すること。その後のコーディング作業については診療報酬業務であることから，医師事務作業補助者の業務としないこと。

（問7）　DPC算定対象医療機関において。「適切なコーディングに関する委員会の設置」が義務づけられたが，医師事務作業補助者は当該委員会の業務を行ってよいか。
（答）　不可。

　これ以外にも，物品運搬業務を不可とした場合，外来診療補助に支障を来さないのか，データ収集業務において，医療機関の経営・運営データと診療に関するデータを区別することは難しいケースもあります。本来，医師事務作業補助者は病院勤務医の負担の軽減を図るために配置されているため，施設基準等の解釈の範囲内で可能な限りの業務を行い，勤務医の満足度を上げ，同時に診療に専念できる環境づくりに医師事務作業補助者が寄与してほしいと思います。

Q108　いわゆるレセプト病名の整理

　医事課の方から社会保険診療報酬支払基金より先月提出したレセプト（診療報酬明細書）が差し戻された（返戻）と報告がありました。その理由を聞くと，レセプトの傷病名欄に計上している病名が多いので整理せよ，との理由だったとのことでした。その整理の方法についてどのようにしたらよいか教えてください。

A まず，今回ご質問の「レセプト病名」という言葉ですが，これについては，通常の意味と良くない意味で用いる場合があります。前者は，診療録に記載された医師の診断名をレセプトに表記したもの，という意味で本来レセプトに表記されるべき病名のことを言います。後者については，「保険適応外の診療行為を保険請求するために，レセプト作成のために用いられる，実態のない架空の傷病名」を言います。

　この2つについては，全く性格が異なるもので，後者の実態が常態化しており，審査支払機関や保険者等でレセプトの傷病名の信ぴょう性が問題になれば，地方厚生局などの指導・監査の対象となる恐れがあります。

　本来，傷病名については，「診断の都度，医学的に妥当適切な傷病名を，診療録に記載」し，それに基づいてレセプトの傷病名欄に計上されるべきものです。他方，地方厚生局などが示している傷病名記載上の留意点は，概ね下記の6つにまとめられます。

①医学的に妥当適切な傷病名を主治医自らつけること。請求事務担当者が主治医に確認することなく傷病名をつけることは厳に慎むこと。
②診断の都度，診療録（電子カルテを含む。）の所定の様式に記載すること。なお，電子カルテ未導入の医療機関において，「医療システムの安全管理に関するガイドライン」に未準拠のオーダーエントリーシステムに傷病名を入力・保存しても，診療録への傷病名の記載とは見なされないため，必ず診療録に記載すること。
③必要に応じて慢性・急性の区別，部位・左右の区別をすること。
④診療開始年月日，終了年月日を記載すること。
⑤傷病の転帰を記載し，病名を逐一整理すること。特に，急性病名が長期間にわたり継続するのは不自然な場合があるので，適宜見直しをすること。
⑥疑い病名は，診断がついた時点で，速やかに確定病名に変更すること。また，当該病名に相当しないと判断した場合は，その段階で中止とすること。

　上記にもありますが，基本レセプトの傷病名欄と診療録の傷病名欄とは一致していなくてはなりません。レセプトの傷病名欄の整理は，元となる診療録からなされるべきであり，傷病の転帰についても診療録と同一でなくてはなりません。本来であれば医師が診療の際に，診療録に自ら記載した傷病名の転帰を見直していくことが必要です。しかしながら忙しい外来診察時などでは，そう

第8章 診療報酬請求，医事業務等

した余裕もありません。レセプト期間中に医事課などが点検をする過程で，現在治療中でない傷病名を事務的にチェックして，医師に転帰を促すのもやむを得ない方法かと思います。その際も，医師に診療録の転帰を改めてもらうような仕組みを取るようにして，事務だけでレセプト上で処理することは決してしてはいけません。病名整理を求められて返戻されたレセプトなども事務だけで処理するのではなく，すべて保険医である医師に回して問題点の共有を図ったうえで処理することが肝要になります。

　では，そもそも傷病名を無用に増やさないためには，どのようにすべきなのでしょうか。厚生労働省保険局医療課医療指導監査室が個別指導などに用いている「保険診療の理解のために【医科】」（2018年版）から引用すると，「いわゆる『レセプト病名』を付けるのではなく，必要があれば症状詳記等で説明を補うようにする」と記載されています。症状詳記というと高点数のレセプトに対してのものと思われがちですが，決してそうではありません。「保険診療の理解のために」には次のように説明されています。

　医学的に妥当適切な傷病名等のみで，診療内容の説明が不十分であると思われる場合は，請求点数の高低に関わらず，「症状詳記」で補う必要がある。
・当該診療行為が必要な具体的理由を，簡単明瞭かつ正確に記述すること。
・客観的事実（検査結果等）を中心に記載すること。
・診療録の記載やレセプトの内容と矛盾しないこと。

症状詳記時の注意点
・診断根拠（症状・検査）および治療とその結果について具体的に記載する
・「予防のため」，「保険適応はないが多数の報告がある」等は認められない。
・DPCで病名と症状詳記が一致しない場合は返戻して説明を求められる。

　傷病名の整理の必要性を理由に，レセプトが返される（返戻）こともしばしばあり，場合によっては，数百万単位で請求が保留になってしまうことも少なくありません。傷病名の整理を怠ることは，レセプトの信ぴょう性ばかりか経済的な損失も伴うということを肝に銘じて，正しい保険請求を心がけることが大切ではないでしょうか。

　最近は，高齢化の進展に伴い，複数科を受診する患者が増え，どうしてもレセプトに計上される傷病名は増加する傾向にあります。また腎不全で透析など

を行っている患者なども多くの傷病名がつけられる傾向にあります。今後は，少しでもレセプトに記載される傷病名を減らすために複数科での調整も必要となってくるでしょう。

Q109 指導管理料の記載

最近，近隣の医療機関で，地方厚生局の個別指導があり，指導管理料の記載漏れなどを指摘され，多額の診療報酬の自主返還を求められたと聞きました。

診療録の量的・質的監査を診療情報管理室で行っていますが，その際，特に指導管理料などの記載をチェックする時に気をつけるべき点について教えてください。

いわゆる指導管理料など医師が患者に対して行う各種の療養指導，生活指導についての診療報酬上の評価は，現在「医学管理等」という項目にまとめられています。この医学管理等には，医師だけでなく，管理栄養士や薬剤師などコ・メディカルが行う栄養指導や服薬指導についても併せて評価されています。

このほか，患者の診療のため，他の医療機関との情報のやり取りや連携を図ることを目的とした診療情報提供料などもこの項目で評価されています。

医学管理等の費用については，その性格上，算定回数に制限が設けられていたり，同一の患者に同一月に，別項目であっても算定ができないなどの制限や，在宅医療の項目との制限などもあり，費用算定に際しても留意すべき点が多くあります。

また2019年現在，48の項目については，施設基準が定められており，適合する保険医療機関が地方厚生局に届け出たうえでないと算定できないといった制約もあり，その把握も重要になります。

厚生労働省保険局医療課医療指導監査室が個別指導などに用いている「保険診療の理解のために」によると，「『医学管理等』とは，処置や投薬等の物理的な技術料と異なり，医師による患者指導や医学管理そのものを評価する診療報酬項目である」と定義づけられています。

算定の留意点として挙げられていることとしては，「対象患者に対し，単に指

第8章 診療報酬請求，医事業務等

導を行ったのみでは算定できない。指導内容，治療計画等，診療録に記載すべき事項が，算定要件としてそれぞれの項目ごとに定められていることに留意する」と指摘されています。

2019年現在，医学管理等に挙げられている項目は83項目に上り，特定疾患療養管理料の「管理の要点を記載する」といったものから特定薬剤治療管理料のように「薬剤の血中濃度の測定結果とそれに基づいた治療計画の要点を記載」するものや，栄養食事指導料などでは，管理栄養士への指示事項（指示事項は，当該患者ごとに適切なものとするが，少なくとも熱量・熱量構成，蛋白質量，脂質量についての具体的な指示を含まなければならない），退院時共同指導料では，「指導内容の要点と患者への提供文書の写し」が必要といった具合に，各医学管理料によってさまざまな診療録への記載事項が事細かに決められています。

診療情報管理室で診療録の量的・質的点検を行う際には，こうした診療報酬上の要件をきちんと把握して，それぞれの要件を満たしているかどうかのチェックが必要となります。

「医科点数表の解釈　2018年4月版」の巻末にある索引で「診療録の記載」，「診療録への貼付」，「診療録への添付」と引くと，指導管理のみならず多くの項目について算定に当たって診療録に記載（貼付・添付）すべきものが検索できます。ここから診療情報管理室で診療録の点検を行うべき項目の一覧を作成してチェックする方法もあります。また全国保険医団体連合会などでも「保険診療の手引」といった冊子で，こうした項目をまとめていますので，参考にするのもいいでしょう。あと，自施設で導入されている医事システムについても確認する必要があります。先の「保険診療の理解のために」には，次のような指摘もされています。

(3) いわゆる「自動算定」について
医学管理料の算定対象となる状態にある患者に対し，請求事務担当者のみの判断で一律に請求を行う，いわゆる「自動算定」は，極めて不適切な請求行為であり，不正請求の温床となり得る。

医学管理料の算定が可能か否かについて，算定要件（対象疾患，記載要件等）を満たしていることを主治医が自ら確認し，算定する旨を請求事務担当者に伝達する必要がある。

（不適切な算定例）
- 悪性腫瘍マーカーを測定した患者に対して，一律に悪性腫瘍特異物質治療管理料を算定（医学的管理の必要性，診療録の記載等，個々の事例ごとに算定要件を満たしていることを確認していない。）。
- 医療情報システムを導入している場合に，医学管理料のオーダー項目が存在せず（または医師に周知されず），傷病名，投薬・検査の内容等により一律に医学管理料を算定。

　もし，自施設の医事システムが以上のような設定になっているとすれば，後々問題になることもなりかねないので要注意です。早速改めて，本来のあり方になるよう院内の仕組みを再検討する必要があります。

　また，患者にも医療費の支払いの都度，医療費明細書が交付されることになっており，時に，こんな指導は医師から受けた覚えがないなどといった苦情を受けることもあると聞きます。こうした苦情は病院の信用をなくすばかりか，地方厚生局などの個別指導につながる場合もあるので，放置せずきちんと対応しておくべきです。

　多くの病院で医事部門が業務委託になっている場合があり，この場合，法律の規定により，業務の遂行方法について，病院側が逐一指示することができません。したがって，医事の算定の仕組みを変更するのは，容易ではありませんが，問題を放置し指摘を受けてからでは手遅れです。ほかの部署の問題とせず，ぜひとも診療情報管理室がイニシアチブをとって適正な請求になるように，病院全体で努力したいものです。

 警察から依頼のあった死亡診断書発行

　警察から死亡診断書の依頼があった場合，その費用を請求してよいのでしょうか。

　Ａ　警察の捜査には，一般捜査費と捜査諸雑費があり，それぞれの地域によって取り扱いの詳細が制定されています。通常の捜査事項照会等は公益優先の考え方から，捜査に協力することが当然ではありますが，その範囲を

超え，通常は有料のサービスを提供する場合は，規定の料金を請求することは可能です。捜査が税金で運用されていることに鑑みれば，手数料程度の実費を請求することが望ましいと考えます。

被疑者に対する診療などについても同様に料金が発生します。

医師が決定した病名の電子カルテへの代行入力

医師が決定した病名の電子カルテへの代行入力は，医師事務作業補助者以外の者はしてはならないか。当院は，レセプト時や退院前の請求に必要な病名の登録を医師または，医師より指示を受けた医師事務作業補助者が行うことになっております。医事課が医師の指示のもとならば，電子カルテへの病名登録の代行入力を行ってもよいのではないかとも考えますが，いかがでしょうか。

A 厚生労働省医政局長通知により，事務職等の役割分担が示され，2008年度診療報酬改定で医師事務作業補助体制加算に新設され，通知や通則にて医師事務作業補助者の業務内容や研修内容が示されました。医師の承認状況が見える形が求められます。以下に根拠や参考となる資料を紹介します（いずれも一部抜粋）。

また，必ず院内でもルールを徹底するために規程や指針などで明文化することをお勧めします。

○医師及び医療関係職と事務職員等との間等での役割分担の推進について
　（2007年12月28日，医政発第1228001号）
　２．役割分担の具体例
（1）医師，看護師等の医療関係職と事務職員等との役割分担
　1）書類作成等
　　書類作成等に係る事務については，例えば，診断書や診療録のように医師の診察等を経た上で作成される書類は，基本的に医師が記載することが想定されている。しかしながら，一定の条件の下で，医師に代わって事務職員が記載等を代行することも可能である。

①診断書，診療録及び処方せんの作成

　診断書，診療録及び処方せんは，診察した医師が作成する書類であり，作成責任は医師が負うこととされているが，医師が最終的に確認し署名することを条件に，事務職員が医師の補助者として記載を代行することも可能である。

○医師事務作業補助体制加算について（中医協　診－1－2　2008.1.18）

1　要件の概要

　医師の指示で事務作業の補助を行う専従の者（以下「医師事務作業補助者」という。）を配置し，以下の点に留意して当該病院が業務範囲や配置に係るマニュアルを整備すること。

・医師の指示の下に行う補助業務であることを明確化し，診療報酬請求業務（いわゆる，病院内の医事課で行うべき業務）や看護職員の指示の下に行う業務又は看護業務の補助に携わること等のないようにすること。

・医師事務作業補助者の業務範囲については，「医師及び医療関係職と事務職員等との間等での役割分担の推進について」（2007年12月28日医政発第1228001号）に基づき，当該病院の実態に合わせて適切に定めること。

○診療報酬の算定方法の一部改正に伴う実施上の留意事項について（2018年3月5日，保医発0305第1号）

A207-2　医師事務作業補助体制加算

(3) 医師事務作業補助者の業務は，医師（歯科医師を含む。）の指示の下に，診断書などの文書作成補助，診療記録への代行入力，医療の質の向上に資する事務作業（診療に関するデータ整理，院内がん登録等の統計・調査，医師等の教育や研修・カンファレンスのための準備作業等）並びに行政上の業務（救急医療情報システムへの入力，感染症サーベイランス事業に係る入力等）への対応に限定するものであること。なお，医師以外の職種の指示の下に行う業務，診療報酬の請求事務（DPCのコーディングに係る業務を含む。），窓口・受付業務，医療機関の経営，運営のためのデータ収集業務，看護業務の補助並びに物品運搬業務等については医師事務作業補助者の業務としないこと。

○基本診療料の施設基準等及びその届出に関する手続きの取り扱いについて

別添3　入院基本料等加算の施設基準等（2018年3月5日，保医発0305第1号）

第4の2　医師事務作業補助体制加算

1　通則

(2) 院内計画に基づき，診療科間の業務の繁閑の実情を踏まえ，医師の事務作業

を補助する専従者（以下「医師事務作業補助者」という）を（中略）配置していること。（後略）
(3) 保険医療機関で策定した勤務医負担軽減策を踏まえ，医師事務作業補助者を適切に配置し，医師事務作業補助者の業務を管理・改善するための責任者（医師事務作業補助者以外の職員であって，常勤の者に限る。）を置くこと。（後略）
(4) 当該責任者は，医師事務作業補助者を新たに配置してから6か月間は研修期間として，業務内容について必要な研修を行うこと。なお，6か月の研修期間内に32時間以上の研修（医師事務作業補助者としての業務を行いながらの職場内研修を含む。）を実施するものとし，当該医師事務作業補助者には実際に病院勤務医の負担軽減及び処遇の改善に資する業務を行わせるものであること。（後略）

医療機関での逆紹介率の計算式

医療機関で取り扱う紹介率・逆紹介率の計算方法を教えてください。

地域医療支援病院の逆紹介率の計算式の解釈が最も標準的です。

$$逆紹介率＝（逆紹介患者数÷初診患者数）\times 100$$

逆紹介患者数：他の病院または診療所に紹介した者（診療情報提供料算定した患者および社会保険診療以外の患者のうちこれに相当する患者）

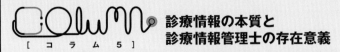

診療情報の本質と診療情報管理士の存在意義

[コラム5]

　2018年5月,「医療分野の研究開発に資するための匿名加工医療情報に関する法律」(次世代医療基盤法)が施行された。目的は,医療分野の研究開発に資するための匿名加工医療情報に関し,個人の権利利益の保護に配慮しながら医療情報の利活用である。また,2017年には厚生労働省にデータヘルス改革推進本部が設置されているが,これは省内の部局を越えて対策を議論する仕組みが構築されたことを意味する。本部の目的は,審査支払機関の改革(業務集団から頭脳集団へとのこと)に始まり,種々の団体がもつビッグデータを集約管理,利活用とされている。国際競争力の強化も踏まえて保健医療分野におけるAI活用は待ったなしの状況にあり,その基盤となるビッグデータの整備が重要であることに異存はない。

　さて1990年代,米国のスーパーマーケットチェーンで得られた膨大なPOSデータを解析したところ,紙おむつを買う人はビールを一緒に買うという傾向が示された,という話が経営を勉強する時にはよく引用される(実際は都市伝説ではないかという話もあるが)。このように,膨大なデータを集積,分析することで何らかの傾向を求める手法をデータマイニングという。その解析は,コンピュータの得意分野であり,人間は出る幕もない。しかし,データは極めてシンプルであり(ただし,年齢層については人間の判断が入るので怪しい場合もあろう),精度の確保は容易であり,解析結果も信頼できる。すなわち経営の意志決定に役立つと考えられる。また,現在の技術を導入すれば画像解析で性別や年齢層はかなりの精度で自動検知できるし,ほかのデータも画像解析などが取得可能にするかもしれない。

　一方,同様のことを医療の現場に置き換えたらどうか。本質的に診療に関するデータは患者というさまざまな要素をもつ人を対象に,医師などの医療者が介在し,そこから創出されるものである。もちろん,検査データや画像診断データは機器から直接取り込むことは可能だが,患者の観察結果,診断結果などは,医療者が異なれば全く同一データにはならないであろう。つまり,診療に関する記録やデータは現場の医療者が判断し患者を中心に集約するものである。したがって,その医療者に問題意識がなければ,記録も発生しないしそれを元にしたデータも発生しない。データがなくても,事実がなかったのか,医療者が気付かなかったのか,もしくは問題意識がなかったのか,種々の理由が考えられ,判断に苦しむ。すなわち,センサーで得られるデータと患者から医療者自らが得るデータとは本質的に異なると考えるべきである。センサーからのデータは技術の進歩で精度は上がるが,診療に関する記録やデータは,問題意識,教育,支援,体制など,複雑な要素が絡む。それ故,診療情報を監査し,確認し,精度を担保する診療情報管理士の存在意義と能力が問われるのではあるまいか。

(阿南　誠)

索引

数字・欧文

5年生存率	132
Action	69
Assessment	69
cardiopulmouary arrest	186
CI	140
Clinical Indicator	140
CPA	186
DPC	70
DPC/PDPS傷病名コーディングテキスト	112
DPC委員会	116
DPC対象病院	4, 103
DPC調査	100
DPC調査事務局	104, 107
DPC導入の影響評価に係る調査	101
DPC評価分科会	107
Dファイル	103
Eファイル	103
e文書法	167
Focus Charting	69
Fファイル	103
ICD-9-CM	90
ICD-10	66, 71
ICD-O	68
ICD-O-3	127
JAHIS	109
JCAHO	11
Kコード	91
MDC	147
MEDISの標準病名マスター	120
M因子	129
NCD	92
NEC	72
NOS	72
N因子	129
Object	69
PACS	180
Plan	69
POMR	69
QI	142
Quality Indicator	142
Response	69
SOAP	69
Stage分類	128
Subject	69
TNM分類	128
UICC	128

あ

アスタリスク	71
アブストラクティング	128
安全管理	7
医科点数表の解釈	92, 195
医師事務作業補助者	190
医師法	2
医師法施行規則	2, 15, 35
異状死	186
遺族	48
一般原則	85
医薬分業	24
医療・介護関係事業者における個人情報の適切な取扱いのためのガイドライン	43
医療・看護必要度	22
医療監視	32
医療機関別係数	96
医療機構認定合同委員会	11

医療資源病名 …………………………… 109
医療資源を最も投入した傷病 ……… 111
医療資源を最も投入した傷病名 …… 109
医療システムの安全管理に関するガイドライン …………………………… 104
医療施設調査 ……………………… 154
医療上の問題点 …………………… 70
医療情報システム …………………… 7
医療情報システム安全ガイドライン …… 61
医療情報システムの安全管理に関するガイドライン ……………… 7, 167
医療福祉情報システム工業会 …… 109
医療法 ……………………………… 21
医療法施行規則 ……………… 4, 21
院外処方せん ……………………… 24
院内がん登録 …………………… 124
院内がん登録標準登録様式 ……… 126
院内規定 …………………………… 40
院内掲示 …………………………… 57
衛生行政報告例 ………………… 150
エックス線照射録 ………………… 8
エックス線フィルム ……………… 8
オーダリングシステム …………… 9
オンライン請求 ………………… 120

か

外因 ……………………………… 66
外因コード ……………………… 78
改ざん ……………………… 3, 27
開示依頼 ………………………… 20
外傷性 …………………………… 84
外傷登録 ………………………… 93
回答義務 ………………………… 44
回復期リハビリ ………………… 98
外部保存 ………………………… 6
外保連手術指数 ………………… 99
外来Eファイル ………………… 103

外来Fファイル ………………… 103
家族歴 …………………… 5, 70
学会報告 ………………………… 40
合併症 …………………………… 78
カバー率係数 …………………… 96
紙カルテ ………………………… 9
紙媒体 …………………………… 5
カルテ開示 ………… 45, 47, 48
カルテ開示手数料 ……………… 47
看護記録 ……………… 10, 16, 19
看護業務の管理に関する記録 …… 22
看護業務の計画に関する記録 …… 22
看護計画に関する記録 ………… 22
監査 ……………………………… 104
患者基本情報 …………………… 70
患者教育 ………………………… 69
患者調査 ………………………… 150
患者の個人記録 ………………… 22
患者報告 ………………………… 149
がん診療連携拠点病院 ………… 126
感染症情報 ……………………… 138
癌取扱い規約 …………………… 128
既往歴 …………………… 5, 70
記号 ……………………………… 71
基礎係数 ………………………… 96
機能評価係数Ⅰ ………………… 96
機能評価係数Ⅱ ………………… 96
逆紹介 …………………………… 57
逆紹介率 ………………………… 199
客観的情報 ……………………… 69
救急医療係数 …………………… 96
局在コード ……………………… 68
クリティカルパス …………… 9, 20
クリニカル・インディケーター …… 159
クリニカルパス ……………… 10, 20
ケアミックス …………………… 97
経営管理指標 …………………… 150

索引

経過記録	22, 69
警察	196
刑事訴訟法	43, 45
形態コード	68
軽微な病態	88
ケースファインディング	127
検案	36
検案書	36
健康診断	50
健康保険法	15, 33
検査所見記録	8
検察庁	52
原死因	85
原疾患	112
現症	70
剣印	67, 71
現病歴	2, 69
後見人	45
効率性係数	96
高齢者の医療の確保に関する法律	15
コーディングデータ	121
コーディングテキスト	109
国際疾病分類腫瘍学第3版	127
国民医療費	150
国民健康保険法	15
個人情報管理台帳	61
個人情報保護管理者	60
個人情報保護事業者	60
個人情報保護法	7, 43
個別指導	15, 31
顧問弁護士のカルテ開示	45
混合診療	184

さ

裁判所	17
索引項	67
索引表	67

死因統計	77, 85, 88
死因別の死亡率	149
歯科医師法	6
事業者	60
時効	9
死産証書	36
質指標	142
実習	55
実習生	55
疾病，傷害および死因統計分類提要	81
疾病統計	73, 145
指導管理料	194
自動算定	195
死亡診断書	36, 144
写真掲載	59
重症度	22
修飾語	67
修正ルール	85
集団指導	15, 32
集団的個別指導	33
主観的情報	69
手術記録	12
主傷病名	80, 109
主訴	2, 69
出生証明書	36
守秘義務	56
主要病態	80
受療行動調査	150
準備病院	105, 109
照会時	58
照会事項	44
証拠保全	7, 28
症例発表	41
助産録	32
初診に係る特別の料金	183
初診日	74
書面審査	159

親権者	51	選択ルール	85
人口動態調査	149	選定療養	184
審査	121	専門医	4
審査支払機関	187	臓器別がん登録	125
真正性	171	捜査関係事項照会書	43
新生物	68	送付嘱託	17
親族	50		
診断	69	**た**	
診断群分類区分	111, 122	退院時要約	4, 71
診断書	9, 36	大学附属病院	15
診断日	74	第三者	45
診断名不明確	88	第三者提供	49, 53
心電図	6	対象病院	109
心肺停止	186	退職した医師のカルテ閲覧	40
診療開始日	74	ダガー	71
診療記録管理者	117	立ち入り検査	32
診療経過の要約	11	多発損傷	83
診療契約	14	多発病態	68
診療情報	11	地域医療支援病院	4
診療情報管理士業務指針	119	地域医療係数	96
診療情報管理士通信教育付加コース	103	地域がん登録	124
診療情報提供書	57	遅滞なく	35
診療情報の提供等に関する指針	49	地方厚生局	5
診療報酬	35	中医協	107
診療報酬請求	3	帳簿書類	32
診療報酬点数表	92	直接死因	85
診療報酬明細書	191	治療方針	69
診療録	2, 31	データ提出加算	103
診療録管理体制加算	4, 74	データ提出指数	97
スキャナー	6	適時調査	32
生活歴	70	適切なコーディングに関する委員会	116
成人	51	出来高部分	121
生存確認調査	132	デジタイザー	6
生存率	133	電子カルテ	3, 54
誓約書	56	電子レセプト	120
説明義務	13, 55	同意書	13, 14, 58
説明責任	7	糖尿病	78

索 引

糖尿病合併症	78
特異性	90
特定機能病院	4, 15
特定共同指導	15, 32, 34
特定生物由来製品	9, 27
特定療養費	184
ドナベディアン	159

な

日本医療機能評価機構	161
入院契機傷病名	109
入院契機となった傷病	111
入院時診断	70
入院診療計画	70
入院診療計画書	10, 70, 182
任意的追加コード	80
認定医	5, 40
認定教育施設	40
脳実質外動脈	81
脳動脈	81
脳波	6

は

パス	20
パス用紙	9
判断	69
判断能力	50
非外傷性	84
病院機関誌	59
病院機能評価データブック	161
病院報告	149, 150
評価療養	184
標準登録様式	126
標準病名マスター	109
標準レセプト電算処理マスター	116
病床稼動率	152
病床利用率	152

病態	66, 76
病名	75
病名オーダ	76
部位	66
フィルム	6
フォーカスチャーティング	69
複雑性係数	96
副傷病名	80
符号	71
プライバシー	7
平均在院日数	152
弁護士会	46
弁護士法	20, 46
ベンチマーキング	97
返戻	121
放射線画像	5
法定代理人	45
訪問審査	159
ホームページ	59
保険医	15, 33
保険医療機関	15
保険医療機関及び保険医療養担当規則	8, 14
保険会社	58
保険外併用療養費	184
保険給付	33
保健師助産師看護師法	6, 20
保険診療	3, 15
保険診療の理解のために	193
保険薬剤師	33
星印	67, 71
保存期間	8

ま

未コード化病名	109
未成年者	51

民間事業者等が行う書面の保存等における
　情報通信の技術の利用に関する法律

　…………………………………………… 167

民法 …………………………………………… 9

無診療投薬 ……………………………………… 36

メーリングリスト ……………………………… 109

黙示的同意 ……………………………………… 57

問題指向型診療記録 …………………………… 69

や

薬剤師法 ………………………………………… 26

薬事法 ………………………………………… 9, 27

有意差検定 ……………………………………… 157

様式1 ……………………………………… 73, 103

様式3 …………………………………………… 103

様式4 …………………………………………… 103

様式第1号 ………………………………… 15, 35

予後調査 ………………………………………… 132

ら

理学的所見 ……………………………………… 70

療担規則 ………………………………………… 8

療養の給付 ……………………………………… 34

臨床研修指定病院 …………………………… 15, 40

臨床研修病院入院診療加算 …………………… 4

臨床指標 ………………………………………… 142

臨床評価指標 …………………………………… 158

レセプト ………………………………………… 34

レセプト点検 …………………………………… 187

レセプト電算 …………………………………… 107

レセプト病名 …………………………………… 191

労働安全衛生法 ………………………………… 52

労働基準局 ……………………………………… 50

わ

我が国の保健統計 ……………………………… 154

memo

memo

これでわかる！

診療情報管理士の実務Q&A 第2版

定価　本体2,600円（税別）

2014年9月3日　初版発行
2019年7月31日　第2版発行

編　集　　日本診療情報管理士会

発行人　　武田　正一郎

発行所　　株式会社　じ ほ う

　　　　　　101-8421　東京都千代田区神田猿楽町1-5-15（猿楽町SSビル）
　　　　　　電話　編集　03-3233-6361　販売　03-3233-6333
　　　　　　振替　00190-0-900481
　　　　　　＜大阪支局＞
　　　　　　541-0044　大阪市中央区伏見町2-1-1（三井住友銀行高麗橋ビル）
　　　　　　電話　06-6231-7061

©2019　　　　　　　　組版　（株）シンクス　　印刷　（株）日本制作センター
Printed in Japan

本書の複写にかかる複製，上映，譲渡，公衆送信（送信可能化を含む）の各権利は
株式会社じほうが管理の委託を受けています。

JCOPY ＜出版者著作権管理機構 委託出版物＞
本書の無断複製は著作権法上での例外を除き禁じられています。
複製される場合は，そのつど事前に，出版者著作権管理機構（電話 03-5244-5088，
FAX 03-5244-5089，e-mail：info@jcopy.or.jp）の許諾を得てください。

万一落丁，乱丁の場合は，お取替えいたします。

ISBN 978-4-8407-5213-8